U0394433

易化拉伸

基于PNF疗法的运动表现提升方案

[英] 罗伯特·E. 麦卡蒂（Robert E. McAtee） 杰夫·查兰（Jeff Charland） 著

王雄 杨斌 译

（第4版）

人民邮电出版社

北京

图书在版编目（CIP）数据

易化拉伸：基于PNF疗法的运动表现提升方案：第4
版 /（英）罗伯特·E. 麦卡蒂（Robert E. McAtee），
（英）杰夫·查兰（Jeff Charland）著；王雄，杨斌译
. — 北京：人民邮电出版社，2021.4
　　ISBN 978-7-115-49868-7

Ⅰ. ①易… Ⅱ. ①罗… ②杰… ③王… ④杨… Ⅲ.
①健身运动 Ⅳ. ①R161.1

中国版本图书馆CIP数据核字(2019)第268174号

免责声明

本书内容旨在为大众提供有用的信息。所有材料（包括文本、图形和图像）仅供参考，不能用于对特定疾病或症状的医学诊断、建议或治疗，且不能保证每一位读者都能通过使用本书运动方法取得成功。所有读者在针对任何一般性或特定的健康问题开始某项锻炼之前，均应向专业的医疗保健机构或医生进行咨询。作者和出版商都已尽可能确保本书技术上的准确性以及合理性，且并不特别推崇任何治疗方法、方案、建议或本书中的其他信息，并特别声明，对读者的运动效果不负任何责任，不会承担由于使用本出版物中的材料而遭受的任何损伤所直接或间接产生的与个人或团体相关的一切责任、损失或风险。

内 容 提 要

　　本书主要分为2个部分，第1部分对易化拉伸技术的理论基础和作用原理进行了阐述，第2部分采用真人示范图解的形式，对身体各部位的主要肌肉的自我拉伸及辅助拉伸技术进行了讲解，并提供了8套针对不同运动专项和人群的拉伸方案，旨在帮助人们通过拉伸预防损伤、提升运动表现和生活质量。

◆　著　　[英] 罗伯特·E. 麦卡蒂（Robert E. McAtee）
　　　　　　　杰夫·查兰（Jeff Charland）
　　译　　　王　雄　杨　斌
　　责任编辑　王若璇
　　责任印制　周昇亮

◆　人民邮电出版社出版发行　　北京市丰台区成寿寺路 11 号
　　邮编　100164　　电子邮件　315@ptpress.com.cn
　　网址　https://www.ptpress.com.cn
　　雅迪云印（天津）科技有限公司印刷

◆　开本：700×1000　1/16
　　印张：13　　　　　　　　　　2021 年 4 月第 1 版
　　字数：291 千字　　　　　　　2021 年 4 月天津第 1 次印刷
　　　　　　著作权合同登记号　图字：01-2016-6561 号

定价：148.00 元

读者服务热线：**(010)81055296**　印装质量热线：**(010)81055316**
反盗版热线：**(010)81055315**
广告经营许可证：京东市监广登字 20170147 号

谨以此书献给我的妻子特瑞纳，
感谢她对我写作事业的鼓励与支持。

目录

第2部分　拉伸技术

第 7 章　　特定项目的拉伸教程　　**169**

前言

欢迎阅读本书。在这一版中，我们提供了彩色图片和更详细的描述，以此纪念本书诞生 20 周年。感谢十万多名读者的支持，正是他们源源不断的反馈使得本书对于各个项目及能力水平的物理治疗师、训练师、教练和运动员来说变得更加实用。不管你是一个优秀的运动员，还是一个初出茅庐的健身新手，都能发现经常运用易化拉伸技术将有助于你提高身体的柔韧性和协调性，同时也能够帮助你充分享受你选择的运动项目带来的乐趣。如果你是一个手法治疗师、按摩师、运动防护师、私人教练、运动队队医或教练，你会发现本书提供的宝贵信息和技巧能够改善运动员的身体柔韧性、协调性和运动表现。

在回顾了读者的反馈之后，我们将第 4 版的关注点重新定位为在训练中最大化地强化各项功能，以及研究在对相邻肌肉和结缔组织进行拉伸的过程中筋膜对力传递起到的作用。为此，我们专门把针对每个关节的拉伸内容做了一个分组，而不是强调个别肌肉的作用。

你将会发现超过 20 个表格、超过 50 张插图和超过 250 张彩色图片详述拉伸练习的相关内容和具体步骤。为了帮助你加深对本书的理解，我们在特定图片下增加了皮肤下肌肉的展示。此外，图片上不同类型的箭头主要用来帮助读者看清肌肉等长收缩的方向和拉伸者及其搭档应使用的力度。

结构

本书分为 2 个部分。第 1 部分包括 3 章内容。

第 1 章为理解拉伸的基本概念打下基础，解释哪块软组织正在被拉伸，检查肌肉反射在拉伸中的作用，然后给出每种拉伸练习的基础性指导，以及各种拉伸练习的技巧。第 2 章，我们的重点放在易化拉伸技术上，探讨 PNF（本体感觉神经肌肉促进疗法）的发展历史、易化拉伸技术的演变，以及我们当下对易化拉伸技术的有效性背后的神经生理学基础的理解，并对该项技术的应用领域给出了一个详细的描述。第 3 章中，我们对 PNF 螺旋 - 对角模式进行了深入研究，也详细描述了各种拉伸运动中这套模式是如何被运用的。我们将着重讨论这套模式在动态热身中的作用，以及它们在易化拉伸中是如何通过协同肌群提高身体的柔韧性的。我们还讨论并展示了如何将螺旋 - 对角模式运用到训练中，从而优化训练。

在第 2 部分，我们将会逐步向你展示如何拉伸主要肌群。本书中，我们详述了超过 60 个搭档协助的易化拉伸和超过 50 个自我拉伸练习。在之前的版本里，我们主要演示了在治疗床上进行的被动拉伸。这一次，我们增加了新的图片和更多描述来演示在非治疗性设备（如瑜伽垫、锻炼长凳或椅子）上进行的多项拉伸练习，并演示如何在各种不同场合下（如在家里、健身房、旅行中等）进行拉伸。

第 4 章涵盖躯干和颈部的拉伸；第 5 章则强调下肢的拉伸；第 6 章详细描述了上肢的拉伸；第 7 章涉及各种活动中的拉伸方案。

在之前的版本里，这类方案包括针对跑步、高尔夫、游泳、投掷和持拍类运动、自行车、日常生活的拉伸和针对中老年人的拉伸等。根据读者的诸多反馈，我们又增加了一个冰球拉伸方案。

我们还在第 4 版增加了一个附录，包含人体解剖学的运动平面、解剖学术语和各个关节的类型。这些信息对于那些不熟悉解剖学知识的人来说是非常有帮助的，而对那些过去接触过解剖学但现在有些生疏的人来说，也能帮助他们很快回忆起忘记的内容。

同主题视频课程

本书具有可配合书中内容一起使用的同主题视频课程，请关注"人邮体育"平台获取详情。视频内容可与书中标有如下图所示标识部分的内容配合使用。注意，视频课程为独立知识产品，本书定价中不包含视频课程。

▶视频 3.1

结语

友情提示：在开始任何运动或健身计划之前，谨慎的读者会事先跟他们的医生或健康咨询师进行沟通。我们已经尽量确保这篇文章中所给出的信息的准确性，但现代医疗知识是日新月异的。随着新的信息的面世，治疗技术、设备或流程的不断更新也成为必然。

我们希望本书中提炼出的知识和积累的经验能够给大家的健康生活带来更多新的价值。

致谢

写作是一个孤独而艰辛的历程，常常不得不挑灯夜战，有时候甚至需要通宵达旦，"忙里偷闲"是一件很困难的事情。此外，把几万字编写成书需要许多人的努力，而且并非一蹴而就，往往要投入大量的时间和耐心。

我的客户和学生给了我很多的支持和鼓励，从而帮助我对枯燥的日常工作保持兴趣和挑战的勇气。这么多年，我欠他们太多感谢。

在本书编撰工作开始之前，我请几位同事仔细审查了第 3 版，并请他们给出完善建议。我诚挚地感谢来自大卫·麦克杜格尔（David MacDougall）、查尔斯·麦克格瑞斯基（Charles McGrosky）、劳拉·艾伦（Laura Allen）、约翰·夏基（John Sharkey）和帕特里克·格拉韦尔（Patrick Gravel）的反馈建议，他们的评价和建议对这本书的手稿编写起到了非常大的帮助作用。

本书的手稿完成之后，我有幸招募了两名新同事加盟——帕德里克·沃尔德（Patrick Ward）和乔·高乐（Joe Gallo），请他们给我提供一些建议。他们非常坦诚、大方地给出了很多细节方面的指点、建议和参考意见，对本书内容的完善起到了非常关键的作用。

感谢我的编辑团队：劳恩·罗伯逊（Loarn Robertson）、米歇尔·马洛尼（Michelle Maloney）和艾米·托科（Amy Tocco）。他们在本书的早期编写阶段提供了很多指导，帮助确定本书的目标并通过内容来实现这些目标。

阿曼达·尤因（Amanda Ewing）担任我的开发编辑，跟她共事非常开心。她具有犀利的眼神和睿智的思维，总能注意到各种细节，为完善编写及内容选材提供了很多有效的建议，对图书定稿产生了巨大的影响。除此之外，在敲定截止日期时，她还帮我留意旅行与教学日程，计划照片和视频拍摄，处理出版这样一本书需要完成的繁多的发行细节工作。

在为期一周的视频和照片拍摄过程中，我真的很幸运能够跟这样一个优秀的团队合作，他们包括：视频导演格雷格·亨尼斯（Gregg Henness）、场记道格·芬克（Doug Fink）、摄影师艾米·罗斯（Amy Rose）、摄影师比尔·约克（Bill Yauch）、麦克风吊杆操作员和录音员罗杰·弗朗西斯科（Roger Francisco）。视觉制作助理乔伊斯·布伦菲尔德（Joyce Brumfield）承担了招募模特和协调道具的大部分工作。美国人体运动出版社摄影师尼尔·伯恩斯坦（Neil Bernstein）为大家营造了一个积极乐观的工作氛围，让我们在两天半的时间内一气呵成地完成了1500 张照片的拍摄。模特丽贝卡·霍普金斯（Rebekah Hopkins）、亚伯拉罕·琼斯（Abraham Jones）和珍妮弗·拉普（Jennifer Rapp）非常配合我们的拍摄，并欣然接受"再拍一次"的要求，从而确保了我们能够得到想要的效果。

同时还要感谢的是开发、生产和销售这本书的所有美国人体运动出版社的工作人员，感谢他们的奉献和辛勤工作。

第 1 部分

预备知识

在这一部分，我们将全面介绍拉伸练习所必需的基础知识，让大家能够更好地领会其中的奥秘。

在第 1 章中，我们会讨论各种拉伸运动的一般要领，包括受拉伸影响的软组织、肌肉的种类，以及机体对于拉伸的相关反射。除了易化拉伸技术的内容，我们也简要介绍了其他拉伸技术。

在第 2 章中，我们回顾了 PNF 的历史由来和发展历程，重点介绍了螺旋 - 对角模式运动的属性，以及 PNF 在临床以外环境中的应用，如在训练场和健身房。

在第 3 章中，我们概述了螺旋 - 对角模式在 PNF 中的发展。我们遵循一个学习模式的自然过程，就像自由动作练习一样，然后把他们整合到动态热身中。我们详细地讨论这些用于易化拉伸的三维模式，并最终将其应用于使用弹力带、墙 - 滑轮阻力系统和其他绳索训练设备的力量训练计划。

第 1 章

理解拉伸的基础

得益于对拉伸的研究，我们进一步了解了拉伸的生理学基础。从传统意义上讲，对拉伸益处的解释都是基于一个力学模型，该模型提出拉伸可以增加肌肉的长度。大多数拉伸力学模型理论都基于肌肉组织的黏弹性。黏弹性变形（由于拉伸可以改变肌肉长度）可以是应力松弛和蠕变的结果。应力松弛是指肌肉保持拉伸状态时（如静态拉伸），应力随时间而逐渐降低的效应。肌肉对一个恒定的拉伸强度做出反应时发生蠕变（Alter，2004）。其他理论认为拉伸造成组织的变形重塑（永久性）；肌节的增加致使肌肉长度增加；以及反射所介导的神经肌肉的放松（Weppler & Magnusson，2010）。

绝大多数人对于上述拉伸效应的研究并不太认同。目前，对于拉伸效应被广泛认可的理论是感觉理论。该理论认为在拉伸运动后更高的关节活动度（ROM）是由于拉伸者的拉伸耐受性发生了变化（Weppler & Magnusson，2010）。研究人员为了弄清事实而持续研究各种拉伸效果。我们坚信将拉伸作为整体健康和健身计划的重要组成部分是十分重要的。

在这一章中，我们将看到一些拉伸运动元素，包括软组织、肌肉收缩的类型、牵张反射以及不同的拉伸技术。

受拉伸影响的软组织

近年来，关于机体软组织结构的研究可谓如火如荼。这些研究结果极大地拓宽并加深了我们对于这些组织从结构到功能的认识。该研究也导致我们对肌肉骨骼系统的思考方式的转变，比如：各种软组织之间有着怎样的联系，当我们进行拉伸这样简单的活动时它们又会产生怎样的变化。

在以下各节，我们将从每个组织的经典描述开始，然后从各种最新信息的概览展开，促进我们全面了解拉伸中的受力角色以及它们产生的效应机制。

结缔组织

结缔组织是所有软组织的构成要素。胶原纤维和弹性纤维嵌入一种通常作为润滑剂的胶状细胞外基质中，从而组成结缔组织。根据组成，可将其分为疏松结缔组织和致密结缔组织以及规则和不规则结缔组织。

胶原蛋白是人体中最丰富的蛋白质，是大部分软组织的基础成分。它表现出优良的抗拉强度，同时也相对不能延展。结缔组织中的弹性纤维的盘绕和回缩像弹簧一样帮助被拉伸的组织回到原来的形状。在不同的组织中，胶原蛋白和弹性纤维的比例也有变化，这取决于它们是否需要更多的力量和弹性。

筋膜

筋膜由致密结缔组织构成，传统的解剖书认为其主要起到包裹的作用，用来保护和分隔"重要"的结构，如肌肉、肌腱、韧带和器官（图1.1）。

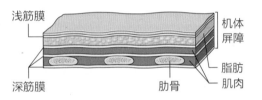

浅筋膜　机体屏障　脂肪　肌肉　深筋膜　肋骨

图1.1　浅筋膜在皮肤下附着，深筋膜主要是连续存在的、不规则的结缔组织，渗透并包绕着肌肉、骨头及身体的神经和血管

郎之万和会京（Langevin & Huijing，2009）的研究表明，"筋膜包括疏松和致密、浅表和深层及单层和多层结缔组织。"。他们描述和定义了12种不同类型的筋膜并建议在讨论筋膜时应该区别它们的类型，否则我们很容易将筋膜等同于一般的结缔组织。郎之万和会京进一步说明，在筋膜"混淆"的非特定术语中，肌腱和韧带的简单定义对此领域的初学者是有帮助的。但他们的警告并没有改变我们把肌腱和韧带经常同筋膜混为一谈的事实，尤其是它们的附着点会被当成"筋膜"的一部分。

由于近年来对筋膜的研究十分火热，迈尔斯（Myers，2011）称，"这个机体组织的'灰姑娘'终于得到了应有的重视"。由各种类型的结缔组织组成的筋膜包裹并连接着每一块肌肉和每一个器官，形成的连续体贯穿全身。根据其体内位置及所受功能性压力的不同，筋膜的形状、密度也会不同。尽管传统的解剖学家认为筋膜只是结缔组织被动存在的一种形式，但我们现在知道，筋膜具有收缩和舒张的能力，它包含各种感觉器官，例如浅表的本体感受器和机械性感受器，并且受到神经的支配。我们执行任何活动时，它都会被强化或拉伸，我们都在影响筋膜组织并被它影响。目前，我们只能人为地将其与肌肉、肌腱和韧带分开。

韧带

在经典解剖学中，韧带被定义为致密的结缔组织纤维带，固定和维系邻近的骨头——也就是说，韧带维系了关节。韧带主要由平行的胶原束构成，与弹性纤维和胶原纤维交织在一起。这种排列使得组织足够柔软，允许关节自由运动并强大到足以抵抗拉伸的力量。

韧带通常被描述为在肌肉中平行地穿行，它们的功能在于为关节活动范围达到最大限度时提供支持（图1.2）。

我们对于筋膜贯穿人体全身的这个角色的了解在近些年得到了加深，许多十分经典的解释受到了挑战。荷兰骨病学家和解剖学家亚普·范德沃尔（Jaap Van der Wal，2009）发表了一篇论文，称应从建筑的角度，而不是典型解剖学的角度来看待人体。根据他在精细解剖时的观察，认为韧带是与肌肉的筋膜套相连的。因此，韧带被认为是与肌肉组织相连且独立的实体，与肌肉不是平行关系。韧带的存在是为了向整个关节活动范围内的关节结构提供支持。因此，范德沃尔创造了术语"dynament（动态韧带）"，试图更清晰地描述形成滑膜关节的韧带的功能（图 1.3）。

尽管我们对韧带结构和功能的理解已经拓宽到了包括力量传递到关节的建筑学观点，然而对于拉伸，我们仍需谨慎。与肌腱组织相比，韧带组织的胶原蛋白与弹性纤维的比例有所不同。韧带在关节活动范围末端的运动提供了主要的阻力。如果它们被反复过度

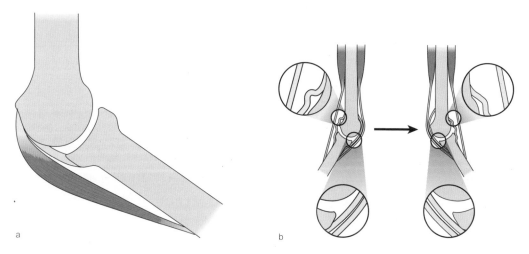

图 1.2　韧带通常：a. 平行穿行于肌肉之中；b. 在关节活动范围的末端受到张力时起作用

［经许可，源自 Van der Wal, J. 2009, "The architecture of the connective tissue in the musculoskeletal system: An often overlooked functional parameter as to proprioception in the locomotor apparatus." Interational journal of therapeutic massage & Bodywork 2（4）：9-23.］

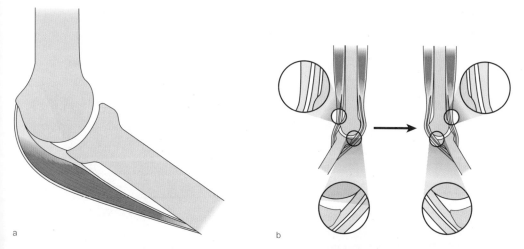

图 1.3　a. 范德沃尔创造了"dynament（动态韧带）"这个词来描述彼此连接、共同工作的肌肉和韧带；b. 动态韧带处于张力状态之中，对所有的关节位置提供支持

［经许可，源自 Van der Wal, J. 2009, "The architecture of the connective tissue in the musculoskeletal system: An often overlooked functional parameter as to proprioception in the locomotor apparatus." Interational journal of therapeutic massage & Bodywork 2（4）：9-23.］

拉伸，就会失去恢复到正常长度以及稳固关节的能力。这将造成关节松弛，并为关节损伤埋下隐患。

肌腱

根据我们在上一节中对筋膜的讨论，我们必须认识到，将肌腱作为一个独立的结构来讨论仅仅是为了方便描述，并以此帮助我们思考。肌腱连接肌肉和骨骼。依照传统的解剖学描述，肌腱是平行于肌肉方向的密集胶原纤维束。其主要功能是向骨骼传送肌肉的收缩力，从而实现运动。

许多肌腱显示出一种波浪式的结构（皱褶），这样便赋予它们弹簧一样的弹性（即在拉伸时可以储存能量，在回弹时释放能量）。尽管肌腱具有一定的弹性，然而一旦皱褶已经被拉开并且肌腱被拉紧之后，它就不能继续被拉伸了，所以我们必须谨慎对待，避免它被过度拉伸。

肌肉

肌肉组织是由被称作肌原纤维的收缩蛋白密集排列而成的，它们具有缩短的能力，引起肌肉的收缩活动。当这个收缩力传输到肌肉肌腱，就拉动骨头形成运动。

肌肉分为 3 种主要类型：平滑肌、心肌和骨骼肌。我们的主要兴趣在于讨论如何延伸和加强骨骼肌。

骨骼肌通过肌腱（和肌筋膜）与骨骼连接，起到移动或稳定骨骼的作用。骨骼肌可被人用意识主动控制，有时也叫作随意肌。

肌肉组织（图 1.4）由许多独立的肌肉纤维组成，每个纤维都被称为肌内膜的结缔组织层所包裹。成群的这种小纤维被称为肌束，而一簇肌束被第二层称为肌束膜的结缔组织包裹着。最后，成束的肌束再被捆绑在一起，第三层的结缔组织便是肌外膜（深筋膜整体网络的一部分）。这个肌外膜层环绕着整块肌肉，延伸到肌腹的两端形成附着于骨骼的肌腱。

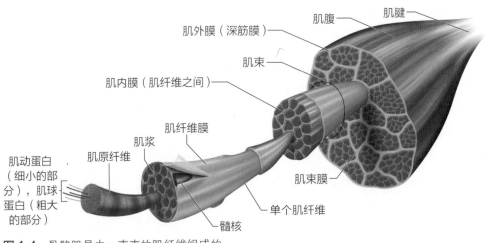

图1.4 骨骼肌是由一束束的肌纤维组成的

肌肉的相互作用

肌肉间的协同作用实现了运动行为的发生或者动作状态的保持。根据达到特定目的的功能不同，肌肉可分为主动肌、拮抗肌和协同肌（图1.5）。这些分类是另一种人为的概念，因为所有肌肉都被筋膜连接在一起并在任何运动活动中相互作用。

• 主动肌是在一个关节生成特定运动的主要肌肉。例如，肱二头肌被认为是屈肘运动的主动肌。

• 拮抗肌的定义只是相对于主动肌而言的。拮抗肌产生与主动肌相反的作用力。因为肌肉只能产生一个拉力，在收缩之后，它们需要外力来恢复到它们的静息长度。出于这个原因，主动肌和拮抗肌在屈曲和伸展、内收和外展或者内旋和外旋运动中通常成对出现。以屈肘为例，肱三头肌就与肱二头肌对抗。

• 协同肌是一种类似于"辅助者"角色的肌肉。通过稳定关节，它们协助主动肌（主动肌）使关节在正确的运动平面内完成所需的运动，或完成主动肌主导的动作。例如，屈肘时肱桡肌扮演了协同肌的角色。

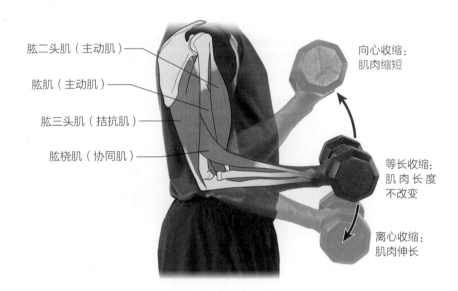

肱二头肌（主动肌）
肱肌（主动肌）
肱三头肌（拮抗肌）
肱桡肌（协同肌）

向心收缩：肌肉缩短

等长收缩：肌肉长度不改变

离心收缩：肌肉伸长

图 1.5　肌肉的相互作用（主动肌、拮抗肌和协同肌）和肌肉收缩（向心、等长、离心）

肌肉收缩

肌肉收缩有两种类型：等张收缩和等长收缩，这在我们对于拉伸的讨论中具有特别的意义。等张收缩是随意肌的收缩，从而导致运动。等张收缩有两种：（1）向心收缩，即肌肉因收缩而缩短；（2）离心收缩，肌肉在被外力拉长时的抵抗。例如，用哑铃进行手臂弯举时，肱二头肌则向心收缩。放下哑铃时，肱二头肌则离心收缩。在这种情况下，我们所抵抗的外力是重力与哑铃重量的总和（离心收缩也被称为负功）。等长收缩是肌肉张力增加而无长度变化的收缩。手握着哑铃时，就是在做一个等长收缩的运动。图1.5

对这三类收缩做出了说明。

易化拉伸有关的反射

多年来，反射通常被认为是一种自发产生的、不随意的应激反应。近年来，科学研究领域已经达成广泛共识，即反射并不单纯是之前我们所认为的自动反应。事实上，反射比我们想象的要复杂得多。在很多情况下，是否会触发一个反射活动与目的行为密切相关（Hultborn，2001；Zehr，2006）。我们目前对反射机制的了解对于解释各种形式的拉伸，包括易化拉伸都有着重要的意义。接下来，我们将在每一节中详细讨论。

牵张反射

一般而言，牵张反射被认为具有防止肌肉过度拉伸的作用，这有助于避免肌肉撕裂和关节损伤。牵张反射就是医生对你进行测试时所使用的反射。他用一个小橡胶锤敲击你的肱二头肌肌腱，此时，你的肘部关节会自动屈曲（图 1.6）。肌梭是肱二头肌的本体感受器，它可以监测肌肉的即时长度和张力。反射槌敲击肌腱，肌肉在没有准备的情况下突然伸长时，肌梭受到刺激，于是条件反射地引起肌肉收缩。这种反射性的收缩（牵张反射）避免了肘关节和肱二头肌被过度拉伸。

事实证明，牵张反射可能强，可能弱，也可能不发生，这些都取决于具体的情况。反射是否启动还取决于一系列条件，包括肌肉被拉伸的速度和距离；是否因为反作用的肌肉（拮抗肌）收缩所导致的拉长；或是否像刚才肘关节反射例子一样，反作用肌肉未处于活跃状态。

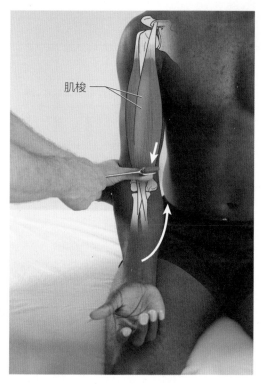

图 1.6 负责协调牵张反射的肌梭示意图

肌梭

逆牵张反射

正如经典解剖学和生理学教科书中所述，逆牵张反射（也称主动抑制）是由名为高尔基腱体（GTOs, Golgi Tendon Organs）的牵张感受器介导的，高尔基腱体位于肌肉肌腱交界处以及肌腱之中。传统的 PNF 理论虽然包括对于逆牵张反射的讨论及其在等长收缩后受到的影响，但目前业界所达成的共识是，高尔基腱体可以监控肌腱上的负载，如果负载过大，高尔基腱体则会受到刺激，继而引起逆牵张反射，使肌肉放松。

目前已经明确的一点是，高尔基腱体可以监控肌肉张力，但它们不介导逆牵张反射——如果这种反射真的存在（Chalmers，2004）。科学家们仍在试图弄清高尔基腱体，并相信它们的效应取决于任务本身。它们可能抑制或激活这些肌肉或者影响邻近肌肉。如前所述，反射要比我们以前所理解的更复杂。

最初的易化拉伸技术是利用逆牵张反射的主动抑制效应来发展的。尽管在易化拉伸的过程中反射活动似乎并没有发生，但相关研究的证据尚无定论。另外，经验表明，一次等长收缩后肌肉会更容易伸展，我们称这种现象为等长收缩后效应。出于这个原因，我们将继续按照之前所设定的拉伸方法进行训练，尽管我们还无法完全解释清楚其为何有效。

交互抑制

在 20 世纪中期，谢灵顿（Sherrington，1947）的研究促进了一项关于神经肌肉系统如何运作的模型的建立。教科书在解释他的交互神经支配定律（也称为交互抑制）时描述了一种由肌梭介导的反射回路。在肌肉向心收缩过程中，交互的神经支配被认为应抑制反作用力肌肉。这种抑制让动作得以在关节处发生。例如，股四头肌收缩后，腘绳肌会被交互抑制，从而让膝关节可以伸直（图1.7）。如果这个反射循环功能失调，肌肉之间就会相互对抗，可能致使运动变得困难，甚至不能发生。

在实验条件下，我们可以看到交互抑制如何进行，而在现实生活中它要复杂得多。当需要关节运动时，则容易发生，但需要拮抗肌同时收缩，保持关节稳定时，则不会发生。现今，反射的机制被认为与任务有关，而不是自发产生的、不随意的反应。

最初的易化拉伸技术就是利用被拉伸肌肉（靶肌肉）的交互抑制效应发展的。然而，相关研究尚无确凿证据，所以我们还无法确定其在易化拉伸的过程中如何发生。出于这个原因，我们会继续将这种形式的拉伸设计到练习中，尽管我们无法完全解释清楚其为何有效。

拉伸的类型

如今，可应用的拉伸技术种类繁多，其中一些被发展为特定的运动或活动。拉伸运动大致可分为被动拉伸、主动拉伸和辅助拉伸。而其中一些又可以根据其不同的运动特点进一步细分为静态拉伸、弹震拉伸和动态拉伸。

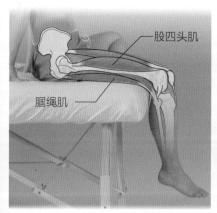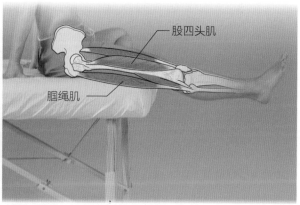

图 1.7　交互抑制：股四头肌收缩时，腘绳肌受抑制，使膝关节更容易伸直

被动拉伸

在被动拉伸中，当外力使目标肌肉进行拉伸时，拉伸者保持目标肌群放松。可通过拉伸者使用特定姿势，或搭档在拉伸过程中在目标肌群放松的情况下协助移动肢体来施加外力。

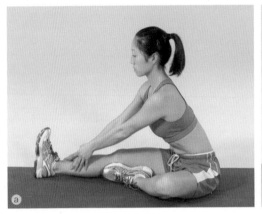
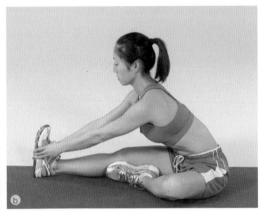

图 1.8 静态拉伸腘绳肌：a. 开始拉伸；b. 在 15 到 30 秒后加深拉伸程度

静态拉伸

通过鲍勃·安德森（Bob Anderson，2000）的经典著作《拉伸》，静态拉伸运动得到了推广。拉伸的肌肉（靶肌肉）缓慢地延长（避免牵张反射的发生）并在舒适的范围内维持 15 到 30 秒（图 1.8）。在这种状态的保持过程中，拉伸的感觉逐渐减弱，然后拉伸程度随着拉伸者的移动加深到新的层次，这种牵拉感又会重新回来。

搭档辅助被动拉伸

与搭档相互配合进行的这种搭档辅助被动拉伸常被用来提高身体达到活动范围（ROM）极限时的柔韧性。如在体操运动中，极度的柔韧性在比赛时是至关重要的。当我们在剧烈的运动过程中出现疼痛时，也可以通过这种拉伸方式来调节。在不小心或者动作不规范时，搭档辅助被动拉伸可能导致肌肉拉伤。因为搭档无法感受到你的牵拉感，所以就有了过度拉伸的可能。这种形式的拉伸需要适当的培训和被拉伸者与搭档之间良好的沟通。图 1.9 中箭头所指的方向展示了搭档如何帮助拉伸者拉伸腘绳肌。

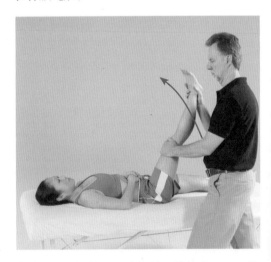

图 1.9 搭档辅助被动拉伸：搭档在不需要拉伸者主动发力的情况下拉伸腘绳肌

主动拉伸

主动拉伸意味着需要拉伸者自己完成拉

伸工作，而不是通过搭档的帮助。在弹震拉伸以外的情况下，相对于被动拉伸而言，主动拉伸通常被认为更安全。当拉伸的力度和时间都在拉伸者自己的控制范围内时，因过度拉伸而导致受伤的可能性会大大减小。

弹震拉伸

弹震拉伸是通过快速回弹的运动方式迫使靶肌肉拉长。因为它引起的强烈的牵张反射会让肌肉收缩至比拉伸前的长度更短，所以弹震拉伸运动通常不受欢迎。比利（Beaulieu，1981）断言弹震拉伸致使靶肌肉所承受的张力超过静态拉伸的两倍。因为使肌肉伸长的外力与牵张反射引发的缩短力相对抗，会导致肌肉和肌腱过度紧张，从而增加了肌肉撕裂的可能性。

动态拉伸

动态柔韧性是指最大限度地、灵活地调动肢体的能力。动态拉伸通常作为运动前热身内容的一部分，通常包括运动或活动中将要调动的那些肌肉。动态拉伸也称动态关节活动度（DROM），是通过缓慢且有控制地在最大可用移动范围（ROM）内移动肢体来实现的（图 1.10）。随着动态运动不断重复，运动速度和可用最大活动范围（ROM）都会增加（Murphy，1994）。动态拉伸运动与弹震拉伸运动有着显著的区别，因为它没有回弹等不平稳的移动，只有在舒适的范围内控制肢体的摆动。

主动辅助拉伸

主动辅助拉伸结合了拉伸者的主动运动和来自搭档的协助，目的是增加被动拉伸或者为动作增加阻力。这类技术有时被称作预拉伸，即在拉伸前会结合特定肌肉的收缩。

与许多其他技术一样，易化拉伸也属于这个范畴。接下来我们将讲解这些技术。

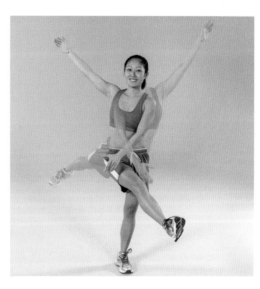

图 1.10　动态拉伸的特点是在一个较为舒适的范围内有控制地摆动肢体

肌肉能量技术

肌肉能量技术（MET，Muscle Energy Technique）在整骨领域的发展与本体感觉神经肌肉促进疗法（PNF）在物理治疗中的引入大概在同一时间。契尔塔（Chaitow，2006）声称，"尽管肌肉能量技术主要应用于软组织，但它们对于活动关节仍然有着重要的意义。"正如本体感觉神经肌肉促进疗法一样，肌肉能量技术是在拉伸运动前使靶肌肉进行一次等长收缩。然而，肌肉能量技术在等长收缩的状态下只用最小的力度。这种拉伸更多时候是被动完成的，因为肌肉能量技术在骨科医疗领域发展的主要目标是进行关节松动，这一点与本体感觉神经肌肉促进疗法的目标有所不同。

肌肉能量技术的变式包括以下几种。

- **里维特技术（PIR，等长收缩后放松）。**

卡雷尔·里维特博士（Dr. Karel Lewit）是一位捷克神经学家，他的方法（Lewit，1999）被称为等长收缩后放松（PIR），是指肌肉在等长收缩后更容易被拉伸。等长收缩后放松曾经被认为是由 GTOs 所介导的一种主动抑制，但是出于上文所述的类似原因，这一点已经被否定。里维特的技术主要是通过放松高张力性肌肉来减轻疼痛；活动范围（ROM）的提高是因为组织中产生了更多松动，而不是因为拉伸。

• **交互抑制（RI）拉伸。** 交互抑制是指一种主动肌收缩而引起拮抗肌放松的神经反射。交互抑制拉伸首先通过收缩靶肌群的拮抗肌来拉伸靶肌群，神经性地抑制靶肌肉，使其拉伸的延展性更好，这一点得到了广泛认可。尽管交互抑制不会在每一次肌肉收缩时都发生，但交互抑制拉伸的效果依然存在。专业运动按摩师经常使用交互抑制拉伸技术来缓解运动员刻苦训练后发生的肌肉痉挛。治疗师先让运动员收缩痉挛肌肉的拮抗肌，使痉挛的肌肉发生交互抑制，这样一来，痉挛肌肉便得到了放松和舒展。

主动孤立拉伸

主动孤立拉伸（AIS）是由亚伦·马特斯（Aaron Mattes）发明的一种拉伸方式。他在著作（Mattes，2000）中对这种拉伸方式加以详述。这种方法运用了主动运动和交互抑制的方法（而不是等长收缩）来实现更高的柔韧性。这种拉伸可以像主动辅助拉伸一样由搭档操作。马特斯建议将被拉伸的肌肉孤立出来，并且主动将其拉长到一个轻微不适的程度。肢体恢复到起始位置之前保持在这一点不超过 2 秒，每组动作重复 8 到 10 次。他的拉伸方案被认为在避免了牵张反射的同时还应用了交互抑制，从而使靶肌肉更容易延展。

本体感觉神经肌肉促进拉伸

本体感觉神经肌肉促进拉伸（PNF 拉伸）是应用于临床或运动医学的所有 PNF 中一个小小的组成部分。拉伸技术已经历多年的补充和修改，包括单平面拉伸及 PNF 拉伸中经典的螺旋－对角模式。这些内容将在接下来的第 2 章中进行详细描述。

易化拉伸基于 PNF 原则，是 PNF 拉伸的多种变体之一。其他版本的 PNF 拉伸被称为改良版的 PNF 拉伸（Moore & Hutton，1980；Cornelius & Craft-Hamm，1988）、NF 拉伸（Surburg，1981）及为运动领域设计的科学拉伸（3S 技术；Holt，1976）。

拉伸指导

拉伸运动的支持者认为，拉伸有助于预防受伤、疼痛，改善运动表现，促进机体意识，刺激血液流动，放松精神和集中注意力。反对者认为，拉伸运动是浪费时间，而且会造成机体损伤，也并没有提高运动表现或防止疼痛、受伤的功能。每一方都有大量的研究、报告以及案例证据来支持其各自的观点。研究人员在推进拉伸科学调查的同时，有关拉伸孰好孰坏的讨论依旧在竞技场、体育馆、体能房和理疗所进行着。

拉伸运动的支持者们普遍认为，在所有可能的最优运动计划中，都应有运动员的热身、拉伸、运动、再拉伸，然后是休息舒缓。

热身后拉伸

生理学证据表明，温度略高的肌肉要比温度略低的肌肉拉伸效果好得多。一次热身需要 10 到 15 分钟的轻度活动，其内容与将要进行的运动或练习类似。这种轻度运动可以促进肌肉的血液循环并帮助肌肉做好运动的准备。热身也可以缓解肌肉紧张的状态，使肌肉更加柔软，这样一来也能够达到更好的拉伸效果（Bishop，2003a，b）。在格兰特（Grant，1997）所探讨的其他热身益处中，还包括增加关节滑膜腔内液体的产生，以润滑关节，促进肌肉的氧气交换，加快神经的传导速度，并使围绕关节的各肌肉能够更高效地合作。通过热身这一首要环节，拉伸运动越来越高效。相比直接进行拉伸，运动员能够取得更卓越的进步。此外，拉伸所带来的风险也得到了显著的降低。

二次拉伸

在理想情况下，拉伸应该是运动前的热身运动与运动后的放松运动的一部分。进行二次拉伸的理由如下。

- 在正式健身前拉伸肌肉可以帮助肌肉调节到一个最适宜的长度。这种最适宜的长度可以使肌肉在工作中释放出最大的力量。众多的证据表明，运动员在运动前进行某些拉伸运动或许会降低速度和爆发力（Simic，Sarabon & Markovit，2013；Behm & Chaouachi，2011）。运动前拉伸对耐力有何影响的研究还没有定论。出于谨慎的考虑，目前大多数健身领域的专业人士建议运动前拉伸应局限于动态拉伸，作为一套完整热身方案的一部分。

- 运动后肌肉还保持热度时，对其进行拉伸可以帮助肌肉恢复到其最适宜的静息长度。肌肉在运动中重复地收缩、变短，即便运动已经结束，它们仍会保持着收缩的趋势，除非肌肉被再次拉伸直至恢复到其正常静息状态下的长度。可将运动后的拉伸结合到放松运动中。

一次拉伸

如果时间有限，我们建议跳过运动前拉伸，专注于运动后拉伸。省略运动前拉伸时，运动前的热身需要更彻底。运动后拉伸可以在你进行其他日常活动之前，将紧绷、疲劳的肌肉恢复到正常静息长度。在运动后拉伸练习中，由于肌肉过于柔韧，会有过度拉伸肌肉的风险。但是如果有意识地进行运动后拉伸，便会最小化这种风险并且使风险远远小于运动后拉伸所带来的益处。

无痛拉伸

我们认为，只有在舒适的情况下进行的拉伸才最有效。经验表明，许多人的拉伸方式并不正确，觉得如果没有一点疼痛感，拉伸就不会有作用。人们潜意识中对运动有一种"不辛苦，无收获"的偏见。在拉伸中引发的疼痛会触发神经系统感受器对疼痛的自然反应：肌肉将拒绝伸长，以避免组织被拉伸时可能受到的伤害。

我们提倡仅将肌肉拉伸到其软组织的临界点——也就是说，当你进一步拉伸时开始感到阻力而非不适。这个软组织临界点就是拉伸开始的地方。

在具体的拉伸期间，"无痛拉伸"也适用于身体的其他部分。即使在拉伸过程中你没有感到肌肉疼痛，但身体其他部位任何的疼痛或者不适都将对你最终的效果产生消极的影响。举例来说，如果拉伸股四头肌时感到下背部疼痛，你并不会感到放松或者完全地专注于拉伸运动。变换姿势以后，下背部疼痛得到缓解，这也使股四头肌的拉伸效果更加显著。

注意柔韧性变化

有经验的拉伸者可以敏锐地意识到柔韧

性在每天、每个关节都有所不同。尽你所能做好每一天的拉伸运动是非常重要的。正如那些节食减肥的人们被告知不要每天测体重一样，你不可能以天为单位来计算柔韧性的增加，在一个较长的阶段以后再来回顾你的变化才是更好的选择。

辨别何时拉伸以及何时增强力量

在动作规范的前提下，拉伸紧张的肌肉是一项很舒适的运动。不过，并非所有紧张的肌肉都需要拉伸。一些肌肉已经处于过度拉伸的状态，因此需要的是增强力量。接下来的几个段落将解释高张力性肌肉与离心紧张性肌肉的区别，后者即交叉综合征，并讨论神经抑制对于肌肉平衡的影响。这只是简要探讨一个复杂的话题。我们建议你在致力于此课题研究的文章中探索更多的信息（Lewit，1999；Chaitov，2006；Liebenson，2006）。

• **高张力性肌肉**。由于习惯性地向心收缩，肌肉缩短并紧张，这就叫作高张力性肌肉。迈尔斯（Myers，2008）将其称为"锁定缩短"。胸大肌是这种肌肉缩短且紧张的极佳案例。由于我们当中大多数人有大量的时间坐在电脑前、驾车，或者做一些其他的活动，在胸前频繁使用手臂，所以胸大肌长期处于张力过高的状态。高张力性肌肉在触诊时会感觉肥厚且紧绷。拉伸肌肉可以帮助它们恢复至正常的力量和肌肉长度。

• **离心紧张性肌肉**。当一块肌肉被过度拉伸时（常常是由于姿势的压力）也会有紧张感；然而不同于短而紧，它的感觉是长而紧的，亦称为"锁定延长"（Myers，2008）。它处于离心收缩的状态，在这种状态下，它不断地收缩，试图恢复到正常的长度。离心紧张下的斜方肌为我们提供了一个很好的例子。我

们中的大多数人有"圆肩"问题，高张力的胸肌是造成这一问题的原因。结果是，附着在脊柱和肩胛骨的斜方肌总是想要去抵抗胸肌的力量，试图把肩胛骨拉回正常的位置。如果在此时触碰斜方肌，拉伸者会感觉到斜方肌的紧张与酸痛。离心紧张性的肌肉通常会让人感觉薄或细且发紧。处理这种状态的正确方法不是拉伸斜方肌，而是去增强斜方肌的力量。与此同时，应通过拉伸胸肌来重新稳定胸部与背部的平衡。

• **交叉综合征**。在身体的其他部位也可以发现类似的肌肉发展不平衡的模式。捷克研究员弗拉基米尔·简达（Vladimir Janda，1983）将这些不平衡的模式划分为上交叉综合征和下交叉综合征（图1.11）。

• **因抑制而引起的力量不足**。虽然谢灵顿交互抑制法没有如以往那样得到普遍应用，但临床经验告诉我们，高张力性肌肉对与它们相拮抗的肌肉有反射性的抑制作用。再次以胸肌和斜方肌为例，胸肌被锁定缩短时，不仅会使斜方肌在受到机械牵拉时离心紧张，似乎同时也对斜方肌产生了神经性抑制的效果，这导致斜方肌不太能够发挥出正常的力量以保持姿势的平衡。通常我们可以发现，在胸肌通过拉伸得以舒展后，斜方肌便自主地恢复到正常的力量和张力。相同的现象在身体的其他部位也得以体现。因此我们认为，当我们试图纠正某个姿势的失衡时，应该相较之前加强拉伸训练。

本章小结

开始进行专业的易化拉伸运动之前，对所有拉伸技术的主要元素有一个清晰的认识十分重要。这些元素包括如下。

• 受到拉伸的软组织，包括结缔组织、

筋膜、韧带、肌腱和肌肉。

• 相互作用的肌肉（主动肌、拮抗肌和协同肌）。

• 肌肉收缩的类型（等长收缩、向心性等张收缩和离心性等张收缩）。

• 拉伸反射（牵张反射、主动抑制和交互抑制）。

各种拉伸类型大体可分为被动或主动两种，然后再根据它们具体应用的特点进行进一步的划分。

某些准则适用于任何拉伸技术，这些准则包括适当的热身、活动前后的拉伸、无痛拉伸以及知道何时需要拉伸和加强力量训练。

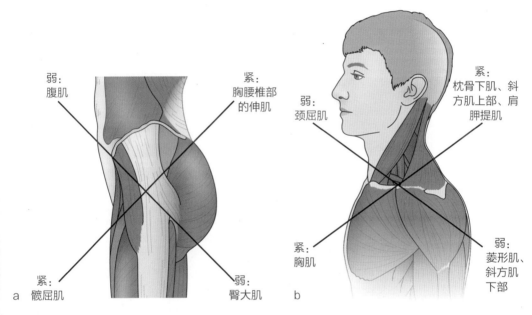

图 1.11 a. 出现在下交叉综合征中的肌肉失衡；b. 出现在上交叉综合征中的肌肉失衡

第 2 章

易化拉伸

绝大部分人都同意：对于任何一种运动的训练来说，拉伸都是非常重要的一部分。此外，拉伸运动对于维持日常活动中身体所需的灵活性和柔韧性也大有裨益，且在重复性动作活动中起到预防性保护的作用。我们在第 1 章中已提到，拉伸有很多不同的方法，从我们每天自然而然做的拉伸，到如今各种书籍、视频及在线资源中可以找到的特定技巧。

易化拉伸技术是一种遵循本体感觉神经肌肉促进疗法（PNF）的基本理论和原则的技术——这项技术最初被发展为一种较为常见的物理治疗方法。现如今，本体感觉神经肌肉促进疗法的各个元素已经被广泛应用于运动员的常规训练、临床运动疗法及个人锻炼中。

我们有必要深刻认识的一点是，物理治疗和临床运动医学中所使用的 PNF 拉伸技术不过是 PNF 整体内容中一个很小的部分。多年来，拉伸技术在训练室、健身房和运动按摩诊所中的运用已经得到了极大的拓展和改进，主要体现在单一平面拉伸及 PNF 经典的螺旋-对角模式运动中。PNF 拉伸技术在几本著作（Andrews，Harrelson & Wilk，2004；Baechle & Earle，2008；Kisner & Colby，2002）中都有所提及，并且在大部分这种研究文献中被描述为被动拉伸技巧（即由搭档移动拉伸者的肢体）。

继续探讨易化拉伸技术前，我们先回顾一下 PNF 的历史和螺旋-对角模式。

PNF 历史

PNF 是一种物理治疗技术，旨在通过靶肌肉收缩以激活本体感受器，从而增强神经肌肉功能。如阿德勒、贝克尔斯和巴克（Adler，Beckers & Buck，1993）所言，"PNF 技术的目标是通过促进、抑制、加强和放松肌肉群来提高功能运动水平"。

PNF 在 20 世纪中叶由赫尔曼·卡巴特（Herman Kabat）及两位物理治疗师玛吉·诺特（Margaret Knott）和多萝西·沃斯（Dorothy Voss）创立和发展。卡巴特是一位神经科医生，基于谢灵顿 20 世纪早期关于神经肌肉系统工作模式的研究（Shemington，1947），他建立了 PNF 的理论基础。卡巴特医生的观点是，神经生理学发育的原理和谢灵顿的扩散定律、连续诱导和交互抑制可以应用于脊髓灰质炎瘫痪患者的康复治疗。而在 PNF 技术取得发展之前，瘫痪患者的康复方法则侧重于"一次一个动作，一个关节，一块肌肉"的练习和治疗（Voss，Ionta & Myers，1985）。

1946年，在亨利·凯泽（Henry Kaiser）的支持下，卡巴特医生在华盛顿建立了卡巴特-凯泽研究所（KKI），开始以瘫痪患者为工作对象展开研究，寻找与神经生理理论相一致的动作组合与模式。直至1951年，卡巴特和诺特发现并确立了9种技术，用于肌肉的康复治疗。

物理治疗师多萝西·沃斯在1950年与诺特共事学习的过程中，开始对PNF技术产生浓厚的兴趣。1952年，沃斯被诺特聘为助手。沃斯和诺特意识到PNF不仅可以应用于瘫痪的治疗，同时也为运动疗法的探索提供了新思路。

1952年，诺特和沃斯开始举办PNF培训班，为其他物理治疗师提供相关培训课程。1954年，他们举办了两周的培训课程。1956年，《本体感觉神经促进疗法》的第1版问世。

20世纪60年代，很多大学的物理治疗专业都开设了PNF课程，使PNF得到普及和发展。现今，PNF技术被纳入了美国的大多数物理治疗教学课程中，许多大学的运动科学和康复医学专业都教授此技术。

PNF基础：螺旋-对角动作

PNF技术是建立于螺旋-对角模式基础上的。卡巴特和诺特观察到，在日常体力活动或体育运动中，很多常见的运动都是螺旋-对角性质的。于是他们定义这些"大量出现的运动模式"为"多种运动的组合……这些动作需要许多肌肉不同程度地缩短或伸长"（Voss，Ionta & Myers，1985）。正常动作

的螺旋-对角模式运动特征是由人体骨骼的结构和肌肉走向决定的。肌肉在起止点之间围绕骨骼呈螺旋状排列，因此，肌肉收缩时产生螺旋状运动。如梳头、打高尔夫球或踢球等日常活动或运动都包含了螺旋（旋转的）和对角模式的特征。也就是说，这些动作不是单一地沿直线发生的，而是通过许多动作平面来实现的。想想高尔夫球运动中的挥杆，这是一个复杂的动作，它需要同时在几个运动平面移动的能力。将挥杆动作过程中的任何时刻定格，我们都可以识别出运动的螺旋和对角特点（图2.1）。在运动中，任何活动范围的限制都会对运动员的比赛造成负面影响。

PNF拉伸技术

在诺特和沃斯创立和推广其研究工作的这些年中，各种治疗环境中的实践者们已经对这些技术进行了改良和拓展。这也是一种必然的趋势。然而关于这个过程，使用的术语、对技术的描述和拉伸技术的应用都存在明显的与其他技术的混淆。现在普遍认为，从PNF衍生的拉伸技术主要包括以下4种。

- 主动肌收缩（交互抑制拉伸）。
- 收缩-放松拉伸。
- 保持-放松拉伸。
- 保持-放松-主动肌-收缩拉伸。

以上4种技术被称为主动抑制技术（Gallo，2012），因为它们基于这样一个前提，神经抑制机制（来自等张或等长收缩）将放松靶肌肉的收缩单元，并且这种放松将使肌肉在拉伸期间对拉伸产生很少的阻力或不产生阻力。

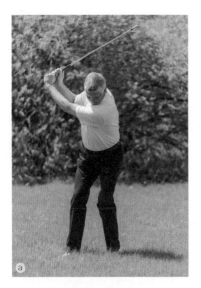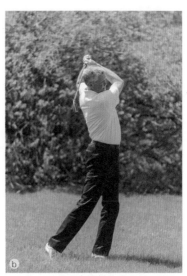

图 2.1 高尔夫挥杆的螺旋 – 对角性质由几个动作平面上发生的同时运动体现。a. 在高尔夫球手右手后摆的最高点，右臂屈曲、外展和外旋，而左臂屈曲、内收和内旋；b. 在击球后手腕伸直时，手臂和腿部的螺旋 – 对角模式显而易见

在第 1 章中，我们讨论了肌肉间的相互作用，定义了何为主动肌和拮抗肌。更深入地了解它们是有益处的，因为它们与 PNF 拉伸技术密切相关。肌肉的过度紧张导致活动范围受限是任何拉伸的前提。例如，如果髋关节屈曲受到限制，我们假设是过度紧张的髋伸肌（腘绳肌和臀大肌）阻止了髋关节充分屈曲，因此，拉伸腘绳肌和臀肌会使髋关节的屈曲能力得到大幅改善。在该示例中，髋屈肌为主动肌，而由于紧张限制了髋关节充分屈曲的髋伸肌则成为拮抗肌。

主动肌收缩（交互抑制拉伸）

尽管在沃斯、永塔和迈尔斯在其经典教科书（Voss, Ionta & Myers, 1985）中没有阐述主动肌收缩技术，但通常还是将它与其他 PNF 拉伸技术分在一组。主动肌收缩（AC）是主动抑制技术中相对简单的一种。它通常是单一平面、单块肌肉的拉伸。值得一提的是，

在文献中，如何命名和描述这种技术存在显著差异，它也有交互抑制拉伸、主动拉伸和动态活动范围（DROM）拉伸之称。

治疗师通过拉伸者的肢体被动移至关节活动范围末端（即无痛临界点）来运用 AC 技术。一旦达到肌肉运动范围的终端，治疗师应稍稍退后几度，允许靶肌肉稍微松弛。在这个位置上，拉伸者使主动肌（与靶肌肉相对的肌肉）向心收缩至最大临界范围（无痛）并保持该张力几秒。这种向末端范围移动的动作是缓慢进行的并由拉伸者控制，并不是依靠治疗师施加的力。

而在实践中常见的一种变式为，治疗师为主动肌的向心收缩施加轻微阻力，这就需要拉伸者自身付出更多的努力才能到达运动范围所末端。该技术的前提是主动肌的向心收缩导致靶肌肉产生交互抑制，使其拉伸达到最大化。

PNF 收缩 – 放松技术

在临床医学工作中，收缩 – 放松（CR）技术主要用于治疗关节活动范围明显受限的患者群体。这一技术结合了 PNF 螺旋模式中的等张收缩和等长收缩。

使用 CR 时，治疗师利用螺旋 – 对角模式将拉伸者的肢体移动到受限的关节活动范围末端，然后指导拉伸者主动发力，使肢体向拉伸的反方向移动。治疗师施加强大的阻力，但允许拉伸者在该方向上发生肌肉等张收缩的肢体运动。拉伸者其他方向的所有动作都是等长的。在收缩后，治疗师帮助其肢体被动地移动到新的拉伸幅度。反复进行几组收缩 – 放松练习后，治疗师应指导拉伸者主动将肢体移至新的拉伸幅度。

收缩 – 放松拉伸

即使经典的 PNF 理论将两者区分开，但术语"收缩 – 放松"和"保持 – 放松"在健身房、训练室和运动理疗所以及许多研究文献中仍常互换使用。这导致这些术语在物理治疗以外的使用中有着各种各样的描述，与原本的内涵有着较大的出入。

收缩 – 放松技术通常作为单一平面内拉伸的技术而被应用，事实上，CR 也可以使用 PNF 的螺旋模式来进行。CR 拉伸的主要特征是靶肌肉在小范围内的等张收缩，在被拉伸前变成等长收缩。

使用 CR 技术时，由搭档主导将拉伸者的肢体被动移动到最大无痛移动范围（图 2.2）。贝西勒和厄尔（Baechle & Earle，2008）将其描述为被动预拉伸状态下持续 10 秒的轻度不适点。以此为起始姿势，搭档提供中度阻力时间时，拉伸者等张向心收缩靶肌肉（或肌肉群）。一些文献中这样描述 CR 技巧：由搭档主导将拉伸者的肢体被动移动到最大无痛移动范围，

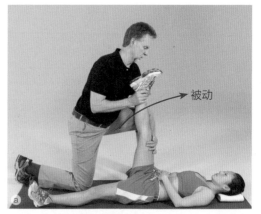

被动

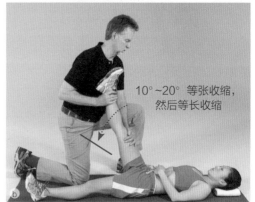

10°~20° 等张收缩，
然后等长收缩

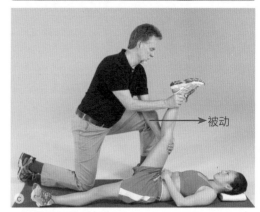

被动

图 2.2　腘绳肌的收缩 – 放松拉伸。a. 搭档施力将腘绳肌被动地拉伸到拉伸者的无痛临界点；b. 拉伸者等张向心收缩腘绳肌的同时，搭档用中等的力来对抗拉伸者，允许拉伸者的腿在 10 到 20 度的范围内运动。接下来，搭档完全抵抗该腿的任何附加运动（等长收缩）；c. 搭档移动该腿，将腘绳肌拉伸到新的活动范围

允许肢体在 5 至 10 秒的过程中仅向收缩方向移动 10 至 20 度。也有另外一些记载：搭档提供相同的力，允许拉伸者移动 10 至 20 度，只不过应在更短的时间内完成；然后，搭档通过提供更大的阻力来阻止拉伸者进一步运动，使拉伸者在某角度进行 5~10 秒的等长收缩。收缩阶段后，搭档沿拉伸方向将肢体被动移动到新的拉伸幅度。这个动作系列可重复多次。

CR 技术的前提是靶肌肉的持续收缩，包括等张收缩和等长收缩，使肌肉进入到收缩后的放松状态。

PNF 保持 – 放松

在临床条件下，保持–放松（HR）主要用于以下情况：活动范围严重受限，或由无力或疼痛引起的自主移动能力缺失。

使用 HR 技术，治疗师应用螺旋–对角模式将患者的肢体被动地移动到临界点，然后指导患者发力，使肢体向拉伸的反方向移动。治疗师在三个运动方向施加力来抵抗患者的移动，从而引起靶肌肉的等长收缩。收缩后，治疗师按照螺旋–对角模式被动地移动患者的肢体到新的拉伸幅度。几轮 HR 后，指导患者主动移动肢体到新的拉伸幅度。

保持 – 放松拉伸（等长收缩后放松）

如前所述，即使经典的 PNF 理论将术语"收缩–放松"和"保持–放松"区分开来，但在健身房、运动训练室和运动理疗所以及许多研究文献中两者仍常互换使用。这导致这些术语在物理治疗以外的使用中有着各种各样的描述。

保持–放松拉伸（也称为等长收缩后放松）可以通过单一平面或螺旋–对角模式进行拉伸。HR 拉伸的主要特征是拉伸前的等长收缩。搭档通过将拉伸者的肢体被动地移动到其无痛条件下活动范围的末端来运用 HR 技术（图 2.3）。贝西勒和厄尔（Baechle & Earle，2008）将其描述为被动预拉伸状态持续 10 秒的轻度不适点。从该起始位置，拉伸者的靶肌肉（或肌肉群）产生稍次于最大力度的收缩，搭档提供适当的阻力来对抗拉伸者，使靶肌肉进行等长收缩。收缩后，搭档沿拉伸方向将肢体被动地移动到新的拉伸幅度。该动作可以重复几次。

该技术的前提是靶肌肉的持续等长收缩导致等长收缩后肌肉放松。

保持 – 放松 – 主动肌 – 收缩拉伸

该技术是前文所述的 HR 技术和 AC 技术的组合。沃斯没有对其进行特别描述，它是类似于缓慢逆转–保持–放松型的 PNF 技术。与保持–放松技术相同的是，保持–放松–主动肌–收缩（HRAC）技术也包括等长收缩。收缩后，治疗师会指导拉伸者特意主动地将肢体移动到新的拉伸幅度。与此同时，很多治疗师还会施加额外的被动拉伸来完成这一循环。这两种技术组合的前提是交互抑制（来自拉伸者的主动运动）和主动抑制（来自等长收缩）的组合抑制效应，最大限度地增加了拉伸幅度。

易化拉伸

易化拉伸是 HRAC 拉伸技术的改进形式。它对促进拉伸者主动参与该技术的相关运动有着重要作用，并能有效避免搭档作用下的任何被动运动。在本书以前的版本中，基于我们所接受的培训和对术语的理解，将易化拉伸称为 CRAC（收缩–放松–主动肌–收缩）技术的一种形式。在这个版本中，我们修改了以前的描述，使其与其他作者的描述相一致，更准确地将易化拉伸表述为 HRAC 拉伸技术的改进形式。

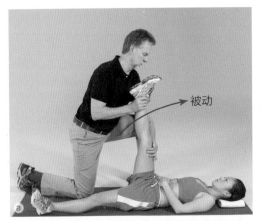

被动

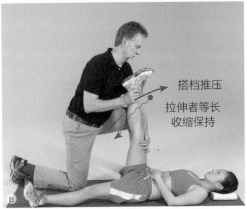

搭档推压

拉伸者等长
收缩保持

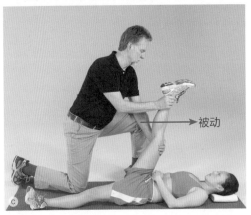

被动

图2.3 腘绳肌的保持－放松拉伸。a. 搭档施力将腘绳肌被动拉伸到拉伸者的无痛临界点；b. 拉伸者等长收缩腘绳肌，以抵抗搭档将腘绳肌进一步拉伸的力量；c. 搭档移动该腿，将腘绳肌拉伸到新的拉伸幅度

应用易化拉伸技术时，治疗师指导拉伸者将肢体或身体的部分主动地移动到起始位置，而不是治疗师将拉伸者被动地移动到位。在等长收缩后，拉伸者在没有治疗师帮助的情况下，再次主动地将肢体移动到新的拉伸幅度。

易化拉伸仍然依赖于PNF的原理和技术，包括使用等长收缩、选择适当体位孤立肌肉及螺旋－对角模式。有搭档时，其主要作用是监视和指导拉伸者的活动。

本节我们回顾的每个拉伸技巧都已被证明，定期使用可有效增加活动范围。在本书中我们会强调易化拉伸，因为这种改进型的HRAC拉伸鼓励拉伸者主动参与拉伸的每个步骤，且不鼓励被动拉伸（起码要等到主动拉伸动作完成之后）。

易化拉伸指南

虽然易化拉伸的基本应用技术很容易学习，但仍有简短且重要的环节需要我们了解并掌握。在接下来的这部分内容中，我们先描述易于记忆的三个拉伸步骤，然后再讨论为达到最佳效果而必须强调的一些决定性技术因素。

易化拉伸的三个步骤

易化拉伸主要利用主动运动和等长收缩来改善身体的柔韧性，促进动作学习。简而言之，易化拉伸的过程可归纳为以下三个步骤：

1. 拉伸者主动移动肢体，使目标肌肉（靶肌肉）的拉伸幅度达到最大。

2. 拉伸者收缩靶肌肉，搭档提供与之相匹配的阻力，使靶肌肉等长收缩6秒，注意不要比拉伸者的力量大。

进行易化拉伸时的关键区别

- 拉伸者主动将肢体移动到拉伸的起始位置。大多数 PNF 拉伸技术的运用都是被动执行的（即，搭档将肢体移动到起始位置）。
- 拉伸者进行等长收缩时，搭档只提供与之相匹配的阻力。相比之下，在大多数 PNF 拉伸技术中，搭档。通常给予拉伸者一定的力，然后指导拉伸者对抗这个力。
- 拉伸者主动增加肢体的拉伸幅度。在所有主动动作完成前，搭档需要避免施加被动拉伸的力。

3. 等长收缩后，拉伸者主动拉伸靶肌肉到新的长度。

例如，拉伸腘绳肌时，拉伸者先收缩股四头肌和腰大肌（髋屈肌），在没有任何助力的情况下，主动移动下肢到开始拉伸的位置（图 2.4a ～ 2.4c）。然后，拉伸者进行腘绳肌的等长收缩，搭档提供与之相匹配的阻力，保持 6 秒（参见图 2.4a 中的等长收缩下压箭头）。最后，拉伸者收缩髋屈肌，进一步抬高下肢，如此便使腘绳肌主动拉伸至新的长度（参见图 2.4c 中的主动拉伸箭头）。

易化拉伸技术的三个步骤已在临床实践中广泛应用了很多年。最初它是以激活两种神经学效应为前提：交互抑制和等长收缩后放松。

正如第 1 章所述，目前学术界的共识是，这些现象并不会像之前设想的那样持续发生。遗憾的是，目前还没有足够的生理学证据表明易化拉伸技术能使拉伸的效果更加显著。现有研究提出了几个假设：拉伸耐受性的增加和被拉伸肌肉的黏弹性改变（chalmers，2002，2004；Weppler & Magnusson，2010）；或者牵涉了更复杂的多因素相互作用，包括高尔基腱体抑制、肌梭对拉伸的适应反应，以及拉伸耐受性的增加（Sheard & Paine，2010）。

拉伸者应承担主动角色

除了有效性，更深的哲学基础也使易化拉伸优于其他拉伸。被动形式的拉伸，即由搭档为拉伸者完成动作的这种方法，会使拉伸者对于搭档产生依赖性。而易化拉伸是主动的，而且由于拉伸者可以通过这种技巧轻松地获得柔韧性，所以她会更乐意去自主拉伸。这使拉伸者不会对别人产生依赖性。通过易化拉伸，拉伸者学会了为自己拉伸，从而更好地了解自己的身体。

任何一种拉伸运动都贵在坚持练习。易化拉伸是由自己操作的，强调进行自我拉伸，搭档只是充当助手的角色。易化拉伸强调自我拉伸，因此拉伸者可以自己完成，也可以利用拉伸带、房门或者健身房的设备替代搭档进行自我拉伸。这些自我拉伸技术简单易学。而且，因为拉伸者看到成果后会更加有动力，通过使用技巧可以更好地连接大脑与身体，所以他会更乐意将拉伸训练作为家庭训练项目的一部分。

募集更多的肌肉以提高神经肌肉功能

易化拉伸能够加强肌肉与神经系统之间的联系。肌肉的工作只听从于神经系统的指令。因此这种互动（肌肉与神经）必须保持清晰。肌肉主动参与到训练中时，学习就会发生，从而使它们的工作更加高效。在被动拉伸中，学习过程并不存在，因为外力完成了绝大部分工作，拉伸者只有少数的神经和肌肉参与。

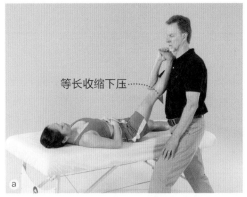

等长收缩下压

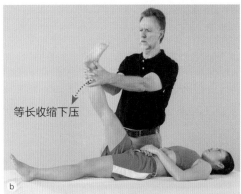

等长收缩下压

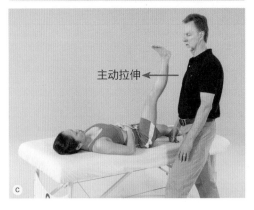

主动拉伸

图 2.4 腘绳肌的易化拉伸。a. 在拉伸者主动移动下肢，将腘绳肌拉伸到无痛临界点后，搭档使用适当的身体力学支撑拉伸者的下肢并指导其将下肢压向桌子或垫子的方向。搭档提供的阻力只是为了与拉伸者等长收缩腘绳肌的力相匹配；b. 这张照片示范了搭档的不同体位；c. 拉伸者主动增大拉伸幅度。搭档不再对其下肢施加推力

使用口令指导拉伸

一般情况下，在等长收缩时，你对拉伸者的指令是像"推""拉""转身""扭"或者"踢"这样的动词。这些词可以很清晰地表达你想要的动作。如果让拉伸者"抵抗"，这就表明你将对拉伸者做某些动作，要求拉伸者主动对抗你所提供的阻力。实际上就是让拉伸者收缩肌肉发力。而作为辅助人员，你将要对抗拉伸者的力。使用口令与我们之前的讨论有关：鼓励拉伸者在过程中承担主动角色，而不是被动角色。

鼓励正常呼吸

肌肉需要氧气才能工作，但在肌肉用力时，我们经常习惯性地屏住呼吸。如何协调好这二者的冲突呢？我们认为呼吸更重要，特别是拉伸者在整个拉伸过程中不需要使用任何大力的情况下。其次，在等长收缩期屏住呼吸，经常出现其他肌肉代偿性收缩的情况。最后，肌肉收缩时，屏住呼吸有可能导致血压升高。对拉伸者和搭档的整个呼吸过程进行监控并不难。两个呼吸周期（吸气和呼气算一次）大约需要 6 秒时间，这正好也是我们想要的等长收缩的时间。

认识体位的重要性

要使拉伸的效果最大化，目标是尽量通过拉伸者体位的调整将靶肌肉孤立出来，这样能确保靶肌肉在等长都是收缩阶段和拉伸阶段都是主要肌肉。虽然完全孤立地激活一块肌肉几乎无法做到，但体位不当会导致不适当地将其他的肌肉募集起来，最终干扰易化拉伸的效果（图 2.5）。因为拉伸者在易化拉伸中完成了绝大部分的动作中，肌肉出现代偿是很常见的，尤其在等长收缩期，所以，

应提醒拉伸者注意身体的力学原理以及保持稳定的重要性。

注意代偿模式

肌肉收缩时，之所以出现代偿模式，是因为身体要对肌肉无力或不平衡、姿势不良、结构缺陷等情况进行补偿。在易化拉伸过程中，很多这些代偿动作会更加明显地体现出来。例如，对腘绳肌进行易化拉伸时，拉伸者经常在腘绳肌等长收缩时将臀部抬离桌面，这种无意识的动作更多地涉及臀大肌发力，这通常是腘绳肌力量不足所导致的。

在易化拉伸过程中，需要注意并尽量避免代偿动作的出现。你可以在治疗桌或运动垫上获得更好的效果，同时拉伸者也会学到如何在日常生活中更有效地移动身体。在合适的地方，我们会讲解拉伸中常见的代偿模式。

对于拉伸者来说，在拉伸过程中主动减少代偿动作的发生是极有价值的，这种主动学习的过程会对日常生活产生影响。如果拉伸者学会如何在避免代偿模式的情况下正确使用臀大肌和腘绳肌，那么在他的日常生活中就会很自然地主动纠正错误的动作。

稳定动作时，还有一个需要拉伸者主动参与的方面，那就是探索以前从未意识到的方面。比如，一个人想要拉伸腰方肌，却无法将其孤立出来，从而开始不恰当地募集其他肌肉来做这本来很简单的拉伸动作。这种发现过程可以让搭档和拉伸者一起努力弄明白如何仅收缩腰方肌。这种学习对于帮助拉伸者将动作整合到日常生活中也是十分必要的。

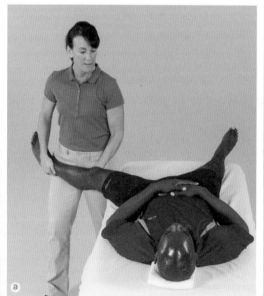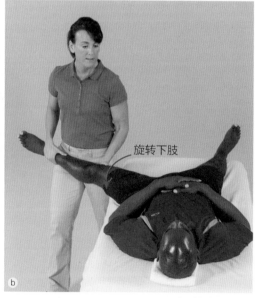

图 2.5　体位的重要性。a. 在仰卧位拉伸髋内收肌的过程中，正确的体位有助于将靶肌肉孤立出来；b. 体位不正确时，腿向外旋转会让拉伸重点变成了腘绳肌，而不是髋内收肌

自我拉伸原则

　　为了同我们提倡的拉伸者主动学习和自助练习相一致，我们的目标是教会拉伸者如何将自我易化拉伸方法组合起来并正确应用到日常生活当中，而不需要依赖搭档。搭档的作用是在可能发生代偿模式时做出提醒，强调特定螺旋－对角模式的不同方面，并且完善拉伸技巧。此外，拉伸者可以在家庭训练中通过日常练习来强化学习，这将促进身体整体柔韧性的改善或加快康复过程。基于以上这些考虑，接下来介绍的拉伸都包含一个自我拉伸版本。自我拉伸的原则和有搭档时是一致的。需要遵循的原则如下。

- 选择合适的体位，将靶肌肉孤立出来。
- 自我稳定以防止代偿。
- 正确呼吸。
- 等长收缩期用力适当。
- 收缩拮抗肌以拉伸靶肌肉。
- 保持拉伸全程无痛。

易化拉伸的详细步骤

　　尽管很多拉伸动作可以借助器械独自完成，但正如前文所述，易化拉伸通常和搭档一起完成。搭档辅助下的易化拉伸操作细节如下。

　　1. 拉伸者主动拉长被拉伸的肌肉（即靶肌肉）到最大的无痛范围，这也称为软组织临界点或拉伸临界点。例如，拉伸腘绳肌时，拉伸者仰卧，主动收缩股四头肌和腰肌（髋屈肌），尽可能地将下肢抬高，保持膝关节伸直。你可以体贴地提醒拉伸者在抬腿的同时保持膝盖绷直。这个拉伸可以最大限度地拉伸腘绳肌（图 2.4a）。

　　2. 作为搭档，把自己放到一个可以抵抗拉伸者靶肌群等长收缩的位置上。拉伸腘绳肌时，搭档应用肩部支撑拉伸者的下肢（图 2.4a）或用双手抓住下肢（图 2.4b）。

　　3. 搭档指导拉伸者缓慢开始推或拉，以等长收缩靶肌肉，同时提供与之相匹配的阻力。不要让拉伸者用的力气比你大。当拉伸者达到适当的等长收缩水平时（有力，但不是最大力），保持 6 秒（约为两个呼吸周期）。

　　4. 等长收缩 6 秒后，拉伸者放松并深吸气，这时应将肢体保持在起始位置。

　　5. 呼气的同时，拉伸者收缩拮抗肌。在这个例子中，收缩股四头肌和腰肌，使靶肌肉进一步拉伸（图 2.4c）。作为搭档，不要用推或拉的方式为其加强拉伸。

　　6. 此时，搭档可以将拉伸者的肢体移到新位置，再次提供阻力。

　　7. 重复上述动作 2 ~ 3 次。

　　易化拉伸应该始终遵循无痛原则，如果拉伸者感到疼痛，则需尝试重新调整体位或减小靶肌肉等长收缩时的用力。如果疼痛持续存在，停止对该肌肉的拉伸，直到确定引起疼痛的原因。

易化拉伸的安全考虑

　　易化拉伸实际上没有损伤的风险，因为几乎没有被动动作参与，绝大多数都是拉伸者主动完成的。搭档扮演的只是辅助角色且不尝试加大拉伸。这一点就涉及一些研究者所关注的一个很重要的问题：由于训练不充分，或不谨慎的搭档将肢体移动到新的活动范围时过度用力而引起损伤（Beaulieu，1981；Surburg，1981）。

如何安全地进行拉伸，是拉伸者和搭档都非常关心的问题。在整个拉伸过程中，尤其是等长收缩时，如何合理地运用身体力学对于实现安全有效的拉伸极为关键。拉伸者和搭档需要仔细计划和充分沟通。搭档提供阻力时有可能消耗了不必要的能量（由于不利于发力的身体姿势），或者拉伸者太过用力。作为搭档，可能因其在操作过程中不够细心而导致自己受伤，或者发展成不必要的"过度使用综合征"。

搭档的安全

易化拉伸时，作为搭档，稍有不慎就可能导致自己受伤。所以，一定要关注姿势和身体力学是否运用正确，尽可能减少受伤的风险。为此，以下几点请谨记。

- 操作时，注意腿和足的位置。用"运动站姿"帮助维持身体的平衡和稳定，尤其是在为拉伸者等长收缩提供阻力时，这种姿势是改良的弓步：一条腿在前，另一条腿在后，骨盆转向用力的方向。保持膝关节轻微屈曲，专注于下肢肌肉的发力。保持身体重量平均分布在双足上，后背挺直，头保持舒适状态（图 2.6）。

- 有意识地拉长脊椎，而不要松塌下来。这种方式有助于减少脊椎的压力。

- 保持下背部平直，以减轻腰椎的压力。这样有助于避免下背部疼痛。收紧腹肌，以免后背过于弯曲。

- 避免不必要的扭转或弯腰，而是让拉伸者适应你的动作。

- 运用躯干或四肢的大肌群而不是力量较弱的肌群对抗等长收缩。例如，进行腘绳肌拉伸时，让拉伸者推动你的肩，而非手臂。

- 记住，拉伸者等长收缩的力量始终是由搭档在控制的。阻力的大小应当控制在搭档感到舒服的水平；然后让拉伸者保持这一用力程度。不是说拉伸者用的力气大，效果就好。

- 避免失去身体平衡。为此，搭档需要控制拉伸的全过程，适时给予阻力，以备下一步的拉伸操作，确保拉伸者缓慢开始等长收缩。

- 如果搭档或拉伸者感到疼痛，应立即停止该操作，充分交流以弄清发生的状况并分析其原因，将问题解决后再继续操作。

拉伸者的安全

拉伸者初学易化拉伸技术时，可能会过分追求用力而失去专注度，或者错误地理解了拉伸的方向。因此，为了保证拉伸者的安全，拉伸过程要缓慢进行，确保拉伸者已经准确理解了搭档的指令后再操作，防止其因过度用力而造成不必要的损伤。

记住，搭档应确保拉伸者体位正确，正常呼吸，保证全过程都在无痛的状态下进行，这一点十分重要。

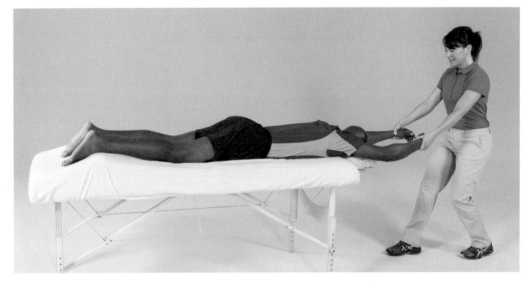

图 2.6　注意搭档的运动站姿，这是一种改良的弓步，骨盆转向用力的方向

减少拉伸者和搭档的疲劳感

由于易化拉伸是一种主动运动形式，这就可能使拉伸者和搭档都感到疲劳。因此，我们应当有意识地预防疲劳，以减少损伤的发生。

对于拉伸者来说，要记住没有必要去最大努力地用力，在等长收缩时只需中等程度地收缩靶肌肉。尤其对锻炼不规律的拉伸者来说，如果用力太大，第二天可能会感到肌肉酸痛。

对于你而言，作为一个搭档，每天要面对很多治疗对象，减少疲劳更是十分必要的。在疲劳状态下，损伤极易发生。易化拉伸的优点之一就是由拉伸者完成大部分工作。搭档的工作只是辅助其完成拉伸，而不是替其完成。拉伸者将肢体移到某一位置，而你没必要帮他抬或者支撑，除非是过程中一小段时间。在拉伸中尽可能放松，只在必要的时候用力。

如果身体力学利用得当，就能体会到对抗拉伸者等长收缩时的力学优势。通过这种杠杆作用，即使运用最小的力，也能圆满地完成工作。

本章小结

在本章中，我们回顾了 PNF 的历史和发展，主要关注运动的螺旋－对角性质，以及 PNF 技术的应用如何从物理治疗延伸到临床环境、训练室和健身房。我们讨论了 PNF 拉伸技术的 4 种主要类型（AC、CR、HR 和 HRAC），并将易化拉伸划分为 HRAC 拉伸技术的修改形式。我们总结了操作易化拉伸的三个步骤，对拉伸的每一步都提供了更详细的阐述，并强调拉伸操作时安全、无痛或舒适的重要性。在第 3 章中，我们将深入探究 PNF 的螺旋－对角模式的学习和应用。

运用 PNF 的螺旋 – 对角模式

PNF 模式被该方法的创建者定义为基于螺旋 – 对角模式的一种物理疗法。这种自发动作的螺旋 – 对角本质来源于骨骼系统的结构和肌肉在骨骼上的排列。肌肉从起点到止点呈螺旋状围绕骨骼排列（图 3.1），因此，肌肉收缩时，就会产生螺旋状的运动趋势。PNF 螺旋模式能够产生三个平面的运动，每个平面包括：

- 屈曲或伸展；
- 内收或外展；
- 内旋或外旋。

这种螺旋动作在手臂的运动中表现得特别明显，在你走路或者跑步时，手臂会在身前摆动。肱二头肌收缩时，不仅会屈曲肘关节，而且会使前臂旋后。许多肌肉实际上能产生三个平面的运动（图 3.1）。例如，髂腰肌屈曲髋关节时（主要动作），也协助了股骨的内收和外旋（图 3.2）。

缺乏螺旋和对角运动的动作看起来僵硬、笨拙和不灵活。协调、美观的动作也会受到伤病的影响，而我们习惯性地限制动作的模式，则会增加出现这种影响的概率。

学习和利用 PNF 螺旋模式的好处之一，就是恢复或促进了多平面、多轴向的协调、美观的动作。

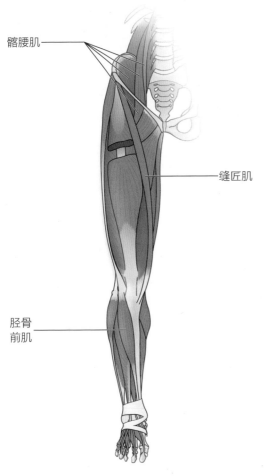

髂腰肌

缝匠肌

胫骨
前肌

图 3.1　髂腰肌（腰大肌）、缝匠肌和胫骨前肌在骨骼上的附着点使它们在收缩时产生螺旋－对角运动

为何以及何时使用螺旋模式拉伸

在物理治疗、职业治疗、临床运动医学及力量训练中，我们可以在全活动范围内使用 PNF 螺旋模式，来提高肌肉力量、身体协调性和柔韧性。易化拉伸的主要作用在于改进螺旋模式中每一端的活动范围。

螺旋－对角拉伸提高了协同发力肌群的柔韧性和协调性。运用这些三维模式可以让我们同时拉伸多个肌肉群，与单平面拉伸相比，能够在更短的时间内获得更大的成效。

该模式还可以用作评估工具，以确定协同肌群中的哪些肌肉限制运动，哪些力量较弱，或者不以正确的顺序收缩。人们认识到这些缺陷后，可将单平面拉伸与螺旋－对角模式拉伸综合使用，着重改善需要提高的肌肉功能。

自由动作模式练习

沃斯等人（Voss et al.，1985）建议通过自由动作练习来学习螺旋模式。这不仅赋予动作模式很自然的节奏感，还能让你在全活动范围内感受动作模式。即使在易化拉伸中我们不使用所有的模式，但当你将这些模式整合到拉伸中时，学习它们也可以让你更好地可视化你在拉伸中所尝试改善的活动范围。

使用这些模式可以改善身体协调性。如果想增加难度，可以试试同时移动两只手臂，让双臂采取不同的运动模式，或者加入腿部动作。不妨尝试一下，探索大脑和肌肉之间的联系时，你会发现十分有趣。

上肢模式

上肢动作有两个基本的 PNF 模式：对角 1（D1 模式）和对角 2（D2 模式）。每种模式都分为屈曲和伸展两种。D1 伸展模式的动作顺序与 D1 屈曲模式恰恰相反。D2 伸展模式的动作顺序与 D2 屈曲模式也相反。

上肢的 D1 模式

对角 1（D1 模式）可分为 D1 屈曲模式和 D1 伸展模式。D1 屈曲模式在上肢屈曲、内收和外旋时完成。当你坐在车上，右手向上抓安全带时，这正是一个 D1 屈曲模式的动作（图 3.2a）。与其相反的是，D1 伸展模式则在上肢伸展、外展和内旋的过程中完成。继续以安全带示例，将安全带向下拉拽，穿过大腿将其固定到位，你所做的就是一个 D1 伸展模式的动作（图 3.2b）。纸上得来终觉浅，实践比阅读更能体会 D1 模式的意义。继续下一环节内容前，请花几分钟来练习 D1 模式。

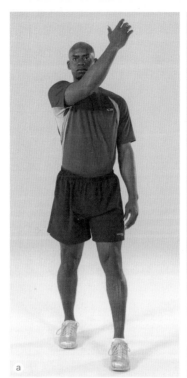
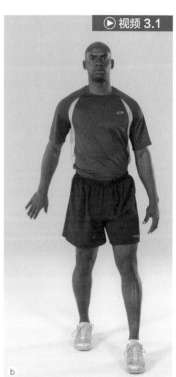

▶ 视频 3.1

图 3.2 上肢的 D1 模式。a. D1 屈曲模式终末姿势（抓拉安全带）；b. D1 伸展模式终末姿势（系好安全带）

D1 模式练习：上肢

1. 拉伸者站立，右臂上移并穿过身体，旋转手臂使得手的拇指侧指向前方，如图 3.2a 所示。具体来说，即肩关节的屈曲、水平内收和外旋转，前臂旋后，腕关节和手指屈曲。

2. 在每个运动平面尽可能远地移动，充分拉长参与肌肉。这是 D1 屈曲模式终末姿势。

3. 从这个位置开始，缓缓旋转上肢，并向对角线下方、外侧移动，然后回到如图 3.2b 所示的手臂和手的位置。该动作包含了肩关节的内旋、外展和伸展，前臂旋前，腕关节和手指伸展。这是 D1 伸展模式终末姿势。

4. 然后从这一位置开始，按原路线回到 D1 屈曲模式终末姿势。

熟能生巧

每侧手臂分别重复进行多次练习，然后双侧一起进行，直到你能感觉到动作的节奏。日常生活中哪些活动会用这种模式呢？扔飞盘、挥高尔夫球杆或挥棒击球、捡起一顶帽子戴到头上、杂货店检查员整理货架、吃饭、在车上系安全带等，这些活动都属于 D1 模式。

最后以两个模式的昵称为结尾，方便大家记忆：可以将 D1 屈曲模式（图 3.2a）称为抓拉安全带，将 D2 伸展模式（图 3.2b）称为系好安全带。

上肢的 D2 模式

对角2模式（D2模式）的对角方向与D1模式相反，并分为D2屈曲模式和D2伸展模式。D2屈曲模式以上肢屈曲、外展和外旋结束。假设你向空中抽出一把剑，这就是一个D2屈曲模式的动作（图3.3a）。D2伸展模式以伸展、内收和内旋结束。仍然以剑为例，假设你将剑放回到挂在对侧臀部的剑鞘中，这样的动作便属于D2伸展模式（图3.3b）。

再强调一遍，只有实践一下才能更好地体会动作模式。在我们继续之前，请花些时间练习D2模式。

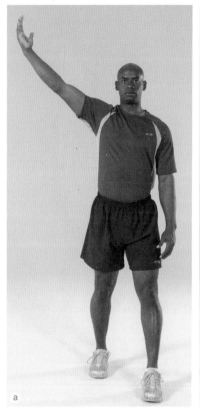
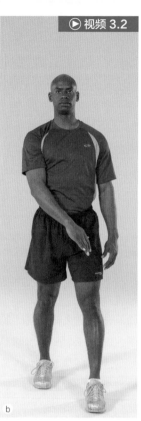

▶ 视频 3.2

图 3.3 上肢的 D2 模式。a. D2 屈曲模式终末姿势（拔剑）；b. D2 伸展模式终末姿势（插剑）

D2 模式练习：上肢

1. 拉伸者站立，向上方、外侧、身体略微靠后的位置移动右臂，旋转手臂，使拇指指向后方，如图3.3a所示。此时处于肩关节屈曲、外展和外旋，前臂旋后，腕关节和手指伸展的姿势。

2. 在每个运动平面中尽可能远地移动，充分拉长参与肌肉。这是D2屈曲模式终末姿势。

3. 从这个位置开始，缓慢地旋转并向对角线下方移动手臂，穿过身体中线，用右手大拇指触碰左侧髋部，结束动作与图3.3b相同。这个动作包括肩关节的内旋、内收和伸展，前臂旋前，腕关节和手指屈曲。

4. 现在按原路线回到D2屈曲模式终末姿势。

熟能生巧

每侧手臂分别重复这些模式几次，然后双侧一起进行，直到动作变得自然放松。哪些活动会运用这些模式呢？扔球、拔剑、拿曲棍球棒、举起和堆叠、擦窗户、脱套头毛衣等，这些活动都属于D2模式。

同样，为这些模式取些昵称可以帮助你记忆。可以将D2屈曲模式（图3.3a）称为拔剑，将D2伸展模式（图3.3b）称为插剑。

下肢模式

如果你已经熟悉了上肢模式，接下来就可以进行下肢模式的学习了。与上肢动作一样，下肢动作也有两种模式：D1 模式和 D2 模式。运动模式又可分为两部分：屈曲和伸展。下肢模式和上肢模式相似，但动作不完全相同。

下肢的 D1 模式

对角 1（D1 模式）可分为 D1 屈曲模式和 D1 伸展模式。D1 屈曲模式以髋关节的屈曲、内收和外旋结束（图 3.4a）。踢球时，终末动作就应是 D1 模式的踢腿动作。D1 伸展模式以髋关节的伸展、外展和内旋结束（图 3.4b）。行走和跑步时，后腿蹬地，这个动作即是 D1 伸展模式。主动练习可让你更容易理解这些内容，如果手扶住支撑物保持平衡和支撑，练习会更容易。

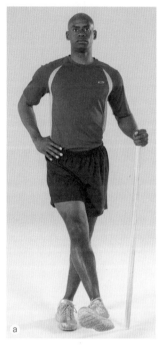
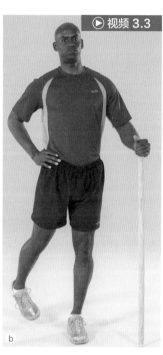

▶视频 3.3

图 3.4　下肢的 D1 模式。a. D1 屈曲模式终末姿势（踢球）；b. D1 伸展模式终末姿势（足尖离地）

D1 模式练习：下肢

1. 拉伸者站立，右下肢向前越过身体中线，旋转下肢使足尖指向右侧。此时处于髋关节屈曲、内收和外旋，足背屈、内翻，足趾伸展的姿势。

2. 在每个运动平面中尽可能远地移动，充分拉长参与肌肉。这是 D1 屈曲模式终末姿势。按照图 3.4a 检查自己的姿势。

3. 缓慢摆动下肢，从髋关节的内旋开始，结束时，腿向后摆并远离身体，足尖指向左侧。即髋关节伸展、外展和内旋，足跖屈、外翻，足趾屈曲。将姿势与图 3.4b 中的模特比较一下。这是 D1 伸展模式终末姿势。

4. 从这一位置开始按原路线回到 D1 屈曲模式终末姿势。

熟能生巧

按照这个模式多摆动几次腿，体会动作的节奏。许多体育活动都会用到 D1 模式，如跳舞、溜冰、足球等，都需要 D1 模式的协调性和柔韧性。我们称 D1 屈曲模式（图 3.4a）为踢球，称 D1 伸展模式（图 3.4b）为足尖离地。

下肢的 D2 模式

对角 2（D2 模式）的对角线方向与 D1 模式相反，也可将其分为 D2 屈曲模式和 D2 伸展模式。D2 屈曲模式以髋关节的屈曲、外展和内旋结束（图 3.5a）。滑雪者会认出这正是犁式制动。D2 伸展模式以髋关节的伸展、内收和外旋结束。芭蕾舞者会认出这类似于第五脚位。主动练习一下会更容易理解。

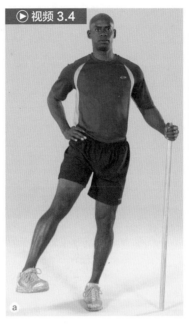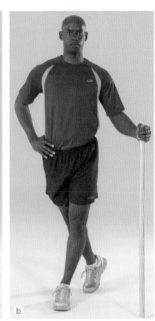

▶视频 3.4

图 3.5 下肢的 D2 模式。a. D2 屈曲模式终末姿势（犁式制动）；b. D2 伸展模式终末姿势（芭蕾第五脚位）

D2 模式练习：下肢

1. 拉伸者站立，右下肢向前、向外摆动，远离身体中心，下肢旋转使足尖指向左侧。即髋关节屈曲、外展和内旋，足背屈、外翻，足趾伸展。

2. 在每个运动平面中尽可能远地移动，充分拉长参与肌肉。这是 D2 屈曲终末姿势。按照图 3.5a 检查姿势。

3. 缓慢摆动下肢，使其向后越过身体中线，再外旋下肢。即髋关节伸展、内收和外旋，足跖屈、内翻，足趾屈曲。

4. 在每个运动平面中尽可能远地移动，充分拉长参与肌肉。如此便已完成 D2 伸展。按照图 3.5b 检查姿势。

熟能生巧

经过对 D2 模式的几次练习后，你会想起一些活动吗？如果你是一位滑雪者，会想起制动转向属于 D2 屈曲模式。为了方便记忆，我们称 D2 屈曲模式为犁式制动（图 3.5a）。D2 伸展模式可能会使一些人想到芭蕾舞脚位，因此被称为芭蕾第五脚位（图 3.5b）。

将各种模式应用于动态热身

将上述模式的练习作为动态热身（图 3.6）的一部分是一种极佳的方式。这不仅是更好地记住每个动作模式细节的好方法，还能在热身中使上肢和下肢的所有肌肉充分参与。使用这些模式作为热身运动的一部分有助于改善身体的协调性。如果想增加难度，可以尝试同时移动双臂、双臂使用不同的运动模式或加入腿部动作。尝试一下，探索大脑和肌肉之间的连接，你一定能获得很多乐趣。

▶ 视频 3.5

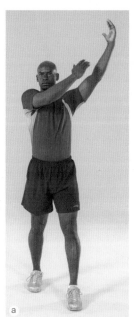 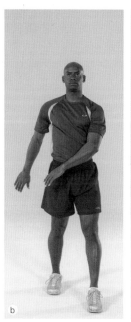 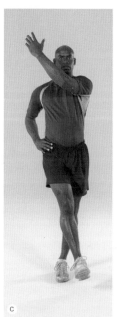 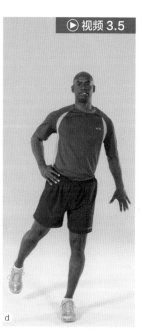

图 3.6　将各种模式应用于动态热身。a. 右上肢处于 D1 屈曲模式，左上肢处于 D2 屈曲模式；b. 右上肢处于 D1 伸展模式，左上肢处于 D2 伸展模式；c. 右下肢和左上肢处于 D1 屈曲模式；d. 右下肢和左上肢处于 D1 伸展模式

将各种模式应用于易化拉伸

完整的螺旋 - 对角模式动作要经过三个动作平面：伸展或屈曲，内收或外展，内旋或外旋。当目标是重塑力量和改善协调性，同时提高活动范围时，完成整个对角模式是最有效的策略。易化拉伸的主要目的是快速有效地提高活动范围，而不是改善力量和协调性。

终末位置的操作

因为拉伸的主要目的是增加活动范围，所以拉伸时仅形成模式的终末姿势即可，并不需要肢体全范围的活动。拉伸者使用模式的终末姿势（主动肌收缩的方向），但试图将肢体移动到模式的另一端（拮抗肌收缩的方向），此时肌肉在进行等长收缩（比如说，同时在三个平面推或拉，但没有产生实际动作）。拉伸是在等长收缩之后发生的，即当拉伸者主动向该模式的终末姿势进一步移动时。

结合内收和屈曲或外展和伸展

应用模式拉伸时，目的是强调对角线拉伸。例如，在 D1 屈曲模式终末姿势，我们不希望过度内收或过度屈曲，而希望将二者适当组合。想象有一条通过治疗台或拉伸垫的虚拟对角线。用这条对角线指导上肢或下肢的运动，确定内收和屈曲或外展和伸展组合之间的平衡（图 3.7）。

虽然动作结合是我们所希望的，但有些时候为了达到特定目标，我们会更侧重于某个方向。举例来说，当拉伸者的内收动作比屈曲更受限时，可以通过更偏向内收的对角模式，来改善拉伸者内收的活动范围。

保持准确的手部接触

易化拉伸强调治疗师徒手接触的重要性（图 3.8），因为从神经学原理上来看，治疗对象更倾向于对抗接触，而非远离接触。

将手放在肢体内侧时，你应用口令指导拉伸者向这个方向推或拉。如果手接触内侧的同时要求拉伸者向外侧推，会使拉伸者感到疑惑，因为口令与手所提供的本体感觉不一致。

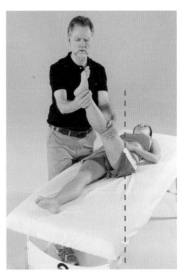

图 3.7　想象一条通过治疗台的对角线，利用这条对角线引导下肢的运动，均衡地结合屈曲和内收

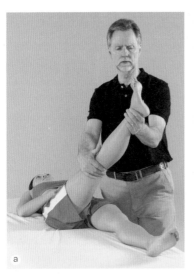
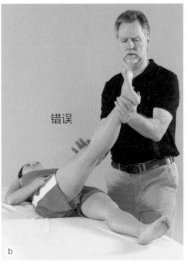

图 3.8　徒手接触拉伸者并要求其"向下和向外推"；a. 正确的手位；b. 错误的手位

将各种模式应用于下肢拉伸

并非所有螺旋模式都适用于下肢拉伸。比如，D2 伸展模式就难以执行。因此，本节涵盖了最容易学习和应用的拉伸内容。如果有情况特殊的拉伸者，可以根据 PNF 原则和下肢的动作模式创造性地发展其他拉伸方法。

与单一平面拉伸相比，使用螺旋模式拉伸需要拉伸者和搭档更加专注。因此，我们

建议在尝试执行拉伸前，拉伸者应在被动的情况下体验几次拉伸流程。这样能够帮助拉伸者更容易理解和体会预期的拉伸效果。

记住，这些拉伸的目的是在模式终末姿势改善活动范围。从拉伸者在三个运动平面的活动范围终点处开始。在等长收缩期，拉伸者试图向相对的三个平面（即向拉伸的反方向）移动。在等长收缩期后，拉伸者向三个平面的拉伸方向进一步移动，以达到拉伸目的。

踢球式辅助拉伸（D1 屈曲模式终末姿势）

这种拉伸运动可以改善髋关节屈曲、内收、外旋的活动范围。

1. 拉伸者仰卧于治疗台上或地板的垫子上（图 3.9），其左侧髋关节尽可能多地屈曲、内收和外旋。足背屈且内翻，足趾伸展。这个起始姿势将靶肌肉拉长到它们的极限。这些肌肉主要包括腘绳肌（特别是股二头肌）、臀大肌、阔筋膜张肌（TFL）、腓肠肌（特别是外侧头）、比目鱼肌和腓骨肌。在拉伸者被动的情况下向他展示拉伸模式多次，让他更清晰地体会到你期望他在等长收缩期和拉伸阶段怎么做。

2. 使用稳定姿势，尽量使自己舒适地支撑和稳定拉伸者的下肢。记住，手部接触为拉伸者提供了一种本体感受，使他知道向哪个方向推或拉。手位应与口头指令相匹配。

3. 让拉伸者开始缓慢有力地尝试进行 D1 伸展模式运动，首先内旋，然后外展，最后伸展髋关节（"先旋转，然后向下压，最后向外展"）。接着对抗拉伸者，使其在该姿势下以合适的力度等长收缩 6 秒。确保拉伸者将两侧臀部平放在治疗台或垫子上，并且应从臀部开始执行动作，而不是从足部开始。

4. 在等长收缩后，让拉伸者放松，深吸气。在他放松时，将下肢保持在起始位置。

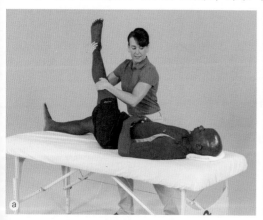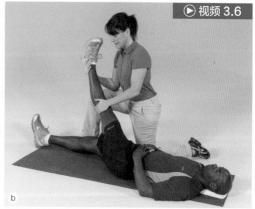

▶视频 3.6

图 3.9　踢球式辅助拉伸（D1 屈曲模式终末姿势）。拉伸者左侧髋关节屈曲、内收和外旋。a. 在治疗台上操作；b. 在地板上操作

5. 呼气时，拉伸者将髋关节进一步屈曲，然后内收，接下来外旋。记住，这样做的目的是将三个运动方向全部结合起来，保持下肢在对角线上移动。进一步加大足背屈和内翻及足趾伸展的程度，帮助拉伸者稳住下肢，但不要做推拉等动作来促进拉伸。

6. 重复上述动作 2 ~ 3 次。

踢球式自我拉伸（D1 屈曲模式终末姿势）

1. 经右足的足弓处拉一条弹力带，然后将弹力带缠绕在右踝外侧，从跟腱后拉到小腿内侧。背部平躺，双下肢伸直。

2. 拉住弹力带，在膝盖不弯曲的情况下让股四头肌发力，尽可能抬高右腿。此时，使右下肢跨过或靠近身体中线；接下来，向右旋转右下肢，你应该可以看到膝和足的内侧。保持弹力带紧绷。这是踢球式自我拉伸的起始姿势（图 3.10）。

3. 尝试缓慢向左旋转右下肢，再将其缓缓向下压，接着向外展，好像你把它轻放在右边的地板上一样。整个过程中保持正常呼吸。接下来，利用弹力带为该尝试提供阻力，使身体保持踢球式自我拉伸的起始姿势进行 6 秒的等长收缩。然后放松身体，平稳呼吸。

4. 呼气时，用腿部肌肉而非弹力带将腿抬得更高，穿过身体中线，并向右侧进一步旋转。这会加深靶肌群的拉伸。

5. 重复上述动作 2 ~ 3 次。

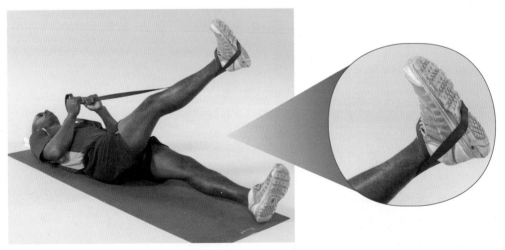

图 3.10 踢球式自我拉伸（D1 屈曲模式终末姿势）。放大的照片显示了弹力带放在右踝周围的正确位置

足尖离地式辅助拉伸（D1 伸展模式终末姿势）

这种拉伸运动可以改善髋关节伸展、外展和内旋的活动范围。因为拉伸者在拉伸过程中是俯卧的，所以你对下肢的内旋和外旋可能会有些困惑。确定哪个动作是内旋或外旋时，只需将注意力放在大腿上并忽视小腿和足部的位置。

1. 拉伸者俯卧于治疗台或地板的垫子上，左膝屈曲（图 3.11）。让拉伸者髋部平放在治疗台或垫子上，主动抬起大腿，尽可能地伸展、外展和内旋髋关节（小腿和足部指向外侧，远离身体中线）。保持髋部平放在地面上可以防止其他肌肉代偿。记住，髋关节伸展的正常范围只有 30 度。如果拉伸者髋关节伸展的角度看起来似乎更大一些，可能是因为其下背部过伸。该起始姿势使靶肌肉延长到极限，主要涉及的靶肌肉包括髂腰肌、股直肌、内收肌和髋外旋肌。对于这个拉伸来说，足部的位置不重要。膝关节处于屈曲状态只是为了让拉伸者更容易将下肢从治疗台上抬起。如果拉伸者保持这个体位时下背部有任何不适，可以停下来，在髋下放一个枕头，这样会使他舒服很多。

2. 支撑住拉伸者的下肢并保持稳定，一只手支撑在膝关节下方，另一只手支撑在踝部。同时，要求拉伸者保持两侧髋部均不离开治疗台或垫子。

3. 让拉伸者开始缓慢地尝试进行 D1 屈曲模式运动，首先外旋，然后内收，最后屈曲髋关节（"先旋转，然后尝试向下方和内侧压"）。接着对抗拉伸者，使其在该姿势下以合适的力度等长收缩 6 秒。拉伸者无须试图将膝关节伸直，只需把大腿向治疗台的方向压。等长收缩期间，臀肌应处于放松状态。

4. 等长收缩后，让拉伸者放松并深吸气。放松时，应使拉伸者的下肢保持在起始位置。

5. 呼气时，拉伸者进一步伸展，然后外展，接下来内旋髋关节。记住，这样做的目的是将三个运动方向全部结合起来，保持大腿在对角线上移动。搭档抬起下肢时，拉伸者必须稳住其骨盆的位置，保持两侧髋部均不离开治疗台。支撑住拉伸者的下肢，但不做推拉等动作来加深拉伸。

6. 重复上述动作 2 ~ 3 次。

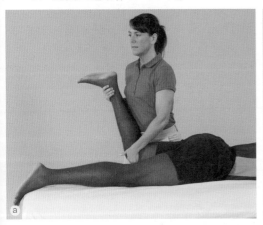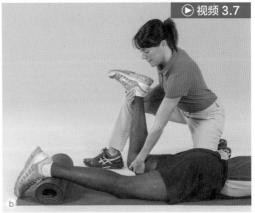

▶ 视频 3.7

图 3.11　足尖离地式辅助拉伸（D1 伸展模式终末姿势）。拉伸者膝关节弯曲，髋关节伸展、外展和内旋。注意，做这一组旋转动作时，腿和足远离身体的中线。a. 在治疗台上操作；b. 在垫子上操作

犁式制动式辅助拉伸（D2 屈曲模式终末姿势）

这种拉伸运动可以改善髋关节屈曲、外展和内旋的活动范围。

1. 拉伸者仰卧于治疗台或地板的垫子上，右侧髋关节尽可能地屈曲、外展和内旋（图 3.12）。足背屈和外翻，足趾伸展。这个起始姿势使靶肌肉拉长到极限。所涉及的肌肉主要包括臀大肌、腘绳肌（特别是内侧）、腓肠肌（特别是内侧头）、比目鱼肌、股薄肌、髋内收肌和胫骨后肌。向拉伸者展示被动情况下的拉伸模式如何进行，让他更清晰地体会到你期望他在等长收缩期和拉伸阶段怎么做。

2. 支撑并稳定拉伸者的腿部。记住，手部与拉伸者接触时，会给他有关推拉方向的本体感受。因此，手位应与口头指令相匹配。

3. 让拉伸者开始缓慢有力地尝试进行 D2 伸展模式，首先外旋髋关节，然后内收，最后伸展（"先旋转，然后向内下方压"）。接着对抗拉伸者，使其在该姿势下以合适的力度等长收缩 6 秒。确保拉伸者臀部不离开地面并从臀部开始做动作，而非足部。

4. 等长收缩后，让拉伸者放松并深吸气。放松时，将下肢保持在起始位置。

5. 呼气时，拉伸者将髋关节进一步屈曲，然后外展，接下来内旋。记住，这样做的目的是将三个运动方向全部结合起来，保持下肢在对角线上移动。进一步加大足背屈和外翻及足趾伸展的程度。你只需稳住下肢即可，不用再施加推力进一步加深拉伸。

6. 重复上述动作 2 ~ 3 次。

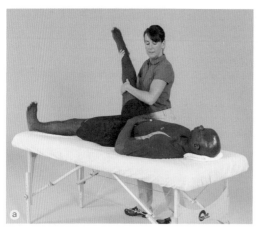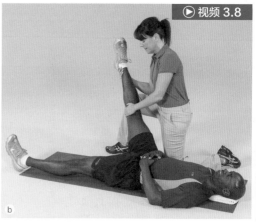

▶视频 3.8

图 3.12 犁式制动拉伸（D2 屈曲模式终末姿势）。拉伸者右侧髋关节屈曲、外展和内旋。a. 在治疗台上操作；b. 在垫子上操作

犁式制动式自我拉伸（D2 屈曲模式终末姿势）

1. 经右足的足弓处拉一条弹力带，然后将弹力带缠绕在右踝内侧，从跟腱后拉到小腿外侧。背部平躺，双下肢伸直。

2. 拉住弹力带，在膝盖不弯曲的情况下用股四头肌发力，尽可能抬高右腿。此时，移动右下肢远离身体中线；接下来将其向左旋转，你应该可以看到膝盖和足的外侧。弹力带保持紧绷状态。这是犁式制动式自我拉伸的起始姿势（图 3.13）。

3. 尝试将下肢缓慢右转，再将其缓缓压向内下方，好像把它轻放在左边地板上。接下来利用弹力带为该尝试提供阻力，使身体保持犁式制动式自我拉伸的起始姿势进行 6 秒的等长收缩。然后身体放松，平稳呼吸。

4. 呼气时，用腿部肌肉而非弹力带将腿抬得更高，远离身体中线，并进一步向左旋转。这样会加深靶肌群的拉伸。

5. 重复上述动作 2 ~ 3 次。

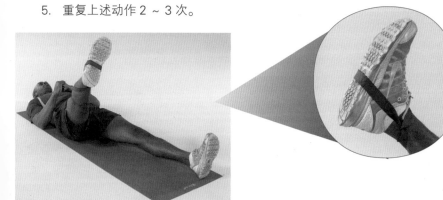

图 3.13 犁式制动式自我拉伸。放大的照片显示弹力带放在右踝周围的正确位置

将各种模式应用于上肢拉伸

上肢的螺旋－对角模式对于增加肩胛带的活动范围非常有用，且有助于确定模式运动过程中哪些肌肉较弱或无法正常工作。然后可以将这些肌肉孤立出来进行单一平面的拉伸或加强。

上肢的拉伸可能看起来要复杂得多，因为在涉及内收（D1 屈曲模式终末姿势和 D2 伸展模式终末姿势）时，肘部有弯曲或伸直两个情况。在接下来的内容中，我们默认肘部是伸直的。获得更多的经验后，在等长收缩阶段，你可以尝试在肘部弯曲的情况下增加防止其伸展的阻力。

与单一平面拉伸相比，使用螺旋模式拉伸需要拉伸者和搭档更加集中注意力。因此，我们建议在尝试执行拉伸前，拉伸者应在被动情况下进行几次拉伸流程演练。这样能够帮助拉伸者更好地理解接下来会发生什么。

记住，这些拉伸的目的是改善模式的终端活动范围。从拉伸者在三个运动平面的活动范围终点处开始。在等长收缩期，拉伸者试图向相对的三个平面（即模式相反方向）移动。在等长收缩期后，拉伸者在三个运动平面向原模式的方向进一步移动，以达到拉伸目的。

抓拉安全带式辅助拉伸（D1 屈曲模式终末姿势）

　　这种拉伸运动可以改善肩部屈曲、内收和外旋的活动范围，在治疗台、长凳、地板的垫子上等处均可进行。

1. 拉伸者仰卧于治疗台或垫子上，也可以坐在长凳上且保持双足固定于地面。右侧肩关节尽可能屈曲、内收和外旋，好像在抓拉一个安全带。拉伸者保持肘部伸直，两侧肩胛骨不要离开垫子或台面。前臂旋后，手腕和手指保持在中立位。为了尽可能地内收并屈曲，拉伸者将头转向左肩，避免下巴对上肢运动造成干扰。理想情况下，右上肢应从面前穿过。这个位置可使靶肌肉延长到极限。靶肌肉包括冈下肌、斜方肌中束、菱形肌、小圆肌、三角肌后束和旋前圆肌。

2. 搭档站立，在较为舒适的状态下支撑和固定拉伸者的上肢和手腕（图 3.14）。记住，手部与拉伸者接触时，会给他有关推拉方向的本体感受。所以手位应该与口令相匹配。你应握住拉伸者的手腕和手以及肘部，以减少关节的压力。

3. 让拉伸者开始缓慢而有力地尝试完成 D1 伸展模式，首先内旋，然后外展，最后伸展肩关节（"设想你正在抓拉安全带"）。接着对抗拉伸者，使其在该姿势下以合适的力度等长收缩 6 秒。

4. 等长收缩后，让拉伸者放松并深吸气。放松时，将拉伸者的上肢保持在起始位置。

5. 呼气时，拉伸者进一步屈曲、内收和外旋肩关节同时使前臂旋后。记住，这样做的目的是将三个运动方向全部结合起来，保持上肢在对角线上移动。注意，要确保拉伸者在不扭转躯干的情况下，通过肩关节的活动来增大拉伸的幅度。稳住拉伸者的上肢即可，不要通过施加推力来进一步促进拉伸。

6. 重复上述动作 2 ~ 3 次。

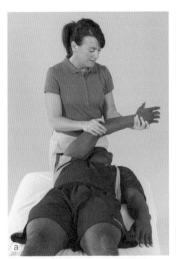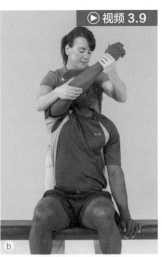

▶视频 3.9

图 3.14　抓拉安全带式辅助拉伸（D1 屈曲模式终末姿势）。拉伸者屈曲、内收和外旋肩关节。a. 在治疗台上操作；b. 在长凳上操作

抓拉安全带式自我拉伸（D1 屈曲模式终末姿势）

1. 将弹力带绑在后上方的固定物体上。在健身房使用绳索抗阻训练器，选择最大重量等级，这样你就无法轻易拉动它。站立（或坐在瑞士球上）时，向左前上方伸出右上肢，并旋转它，抓住弹力带或器材的手柄，就像伸手去抓安全带一样。通过把注意力放在肩关节来避免躯干扭转。这是抓拉安全带式自我拉伸的起始姿势（图 3.15）。

2. 缓慢开始旋转上肢，然后拉向外下方，这个动作好像是在系安全带。接下来利用弹力带为该动作提供阻力，使身体保持抓住安全带式自我拉伸的起始姿势进行 6 秒的等长收缩。然后身体放松，平稳呼吸。

3. 呼气时，手臂伸向斜上方，再稍用力旋转上肢，进一步拉伸靶肌肉。集中精神拉伸肩关节，不要扭转躯干。

4. 由于拉伸幅度的增加，你应重新调整手抓在弹力带上的位置或你和器材的相对位置，然后重复上述动作 2 ~ 3 次。

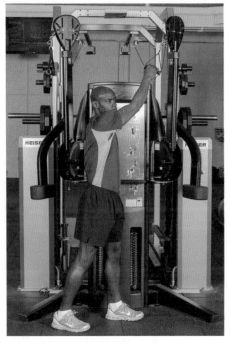

图 3.15　抓拉安全带式自我拉伸（D1 屈曲模式终末姿势）

系好安全带式辅助拉伸（D1 伸展模式终末姿势）

这种拉伸运动可以改善肩部伸展、外展和内旋的活动范围，在治疗台、长凳上均可进行。

1. 拉伸者仰卧于治疗台上，右肩关节放在桌子的边缘；也可以坐在长凳上且保持双足固定于地面。躯干不要扭转，而是通过尽可能伸展、外展和外旋肩关节来移动右上肢。拉伸者前臂旋前，手腕和手指保持在中立位。这个位置可使靶肌肉延长到极限。靶肌肉包括胸肌（锁骨头）、三角肌前束、喙肱肌、肱二头肌、冈下肌和旋后肌。

2. 搭档站立，在较为舒适的状态下支撑和固定拉伸者的上肢和手腕（图 3.16）。手握住拉伸者的手腕和手肘，以减少对关节的压力。记住，手部与拉伸者接触时，会给他关于推拉方向的本体感受，所以手位应该与口令相匹配。

3. 让拉伸者开始缓慢有力地尝试进行 D1 屈曲模式，首先外旋，然后内收，最后屈曲肩关节（“先旋转上肢，然后向上抬，去摸左侧肩部”）。接着对抗拉伸者，使其在该姿势下以合适的力度等长收缩 6 秒。拉伸者不要试图屈肘。

4. 等长收缩后，让拉伸者放松并深吸气。放松时，将拉伸者的上肢保持在起始位置。

5. 呼气时，拉伸者进一步伸展，然后外展，接下来内旋肩关节并旋前前臂。记住，这样做的目的是将三个运动方向全部结合起来，保持上肢在对角线上移动。支持住拉伸者的上肢，不要施加推力来进一步促进拉伸。

6. 重复上述动作 2 ~ 3 次。

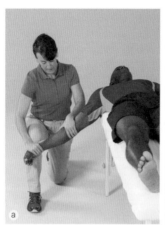
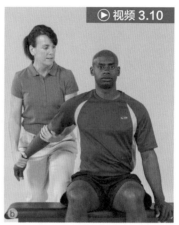

▶ 视频 3.10

图 3.16 系好安全带式辅助拉伸（D1 伸展模式终末姿势）。拉伸者伸展、外展和内旋肩关节。a. 在治疗台上操作；b. 在长凳上操作

系好安全带式自我拉伸（D1 伸展模式终末姿势）

1. 将弹力带绑在身后地板上的固定物体上。如果在健身房使用绳索抗阻训练器，选择最大重量等级，这样你就无法轻易拉动它。站立（或坐在瑞士球上）时，右上肢伸向后方远端，然后向内转动，直到拇指朝向后方，就像在系安全带。这是系好安全带式自我拉伸的起始姿势（图 3.17）。

2. 缓慢开始向前内方拉，这个动作就好像你将手伸至对侧肩部处抓安全带。接下来利用弹力带为该动作提供阻力，使身体保持系好安全带式自我拉伸的起始姿势进行 6 秒的等长收缩。然后身体放松，平稳呼吸。

3. 呼气时，手臂进一步伸向后方远端，然后向内转动上肢，进一步拉伸靶肌肉。集中精神于肩关节的伸展，拉伸时保持背部平直。

4. 由于拉伸幅度的增加，你应重新调整手抓在弹力带上的位置或你和器材的相对位置，然后重复上述动作 2 ~ 3 次。

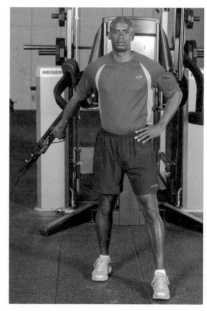

图 3.17 系好安全带式自我拉伸（D1 伸展模式终末姿势）

拔剑式辅助拉伸（D2 屈曲模式终末姿势）

这种拉伸运动可以改善肩部屈曲、外展和外旋的活动范围，可在治疗台、长凳和垫子上进行。

1. 拉伸者仰卧于治疗台或垫子上，其左肩刚好超出治疗台或垫子边缘；也可以坐在长凳上且保持双足固定于地面。拉伸者上肢尽可能移动到 D2 屈曲模式（肩关节屈曲、外展和外旋）的终末位置。拉伸者前臂旋后，手腕和手指保持在中立位。这个位置可使靶肌肉延长到极限。这些肌肉包括胸肌（胸肋部）、三角肌前束、肩胛下肌、旋前圆肌、背阔肌和大圆肌。

2. 搭档站立，让自己在较为舒适的状态下支撑和固定拉伸者的上肢和手腕（图 3.18）。记住，手部与拉伸者接触时，会给他关于推拉方向的本体感受，所以手位应该与口令相匹配。手握住拉伸者的手腕和肘，以减少关节的压力。

3. 让拉伸者开始缓慢地进行 D2 伸展模式，首先内旋，然后内收，最后伸展肩关节（"先旋转上肢，然后去摸对侧的髋部"）。接着对抗拉伸者，使其在该姿势下以合适的力度等长收缩 6 秒。拉伸者不要试图屈肘。

4. 等长收缩后，让拉伸者放松并深吸气。放松时，将拉伸者的上肢保持在起始位置。

5. 呼气时，拉伸者将进一步屈曲，然后外展，接下来外旋肩关节并旋后前臂。记住，这样做的目的是将三个运动方向全部结合起来，保持上肢在对角线上移动。稳住拉伸者的上肢，不要施加推力来进一步促进拉伸。

6. 重复上述动作 2 ~ 3 次。

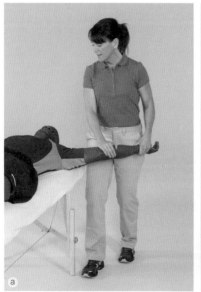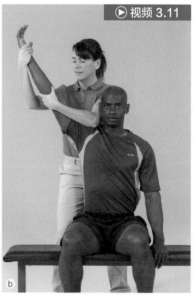

▶ 视频 3.11

图 3.18　拔剑式辅助拉伸（D2 屈曲模式终末姿势）。拉伸者的肩关节屈曲、外展和外旋。a. 在治疗台上操作；b. 在长凳上操作

拔剑式自我拉伸（D2 屈曲模式终末姿势）

1. 将弹力带绑在身后上方的固定物体上。如果在健身房使用绳索抗阻训练器，选择最大重量等级，这样你就无法轻易拉动它。站立（或坐在瑞士球上）时，右上肢伸向右后方，然后向外转动，就像手中正握着剑（或是奥运火炬）。抓紧弹力带或器材的手柄，集中注意力于肩关节的拉伸，避免躯干扭转。这是拔剑式自我拉伸的起始姿势（图 3.19）。

2. 缓慢开始向内旋转手臂，然后向对侧下方拉，这个动作好像是将一把剑放回剑鞘，或者在触摸左髋部。接下来利用弹力带为该动作提供阻力，使身体保持拔剑式自我拉伸的起始姿势进行 6 秒的等长收缩。此时身体放松，平稳呼吸。

3. 呼气时，上肢依次向上、向外伸，再向后转动，进一步拉伸靶肌肉。集中精神于肩关节的伸展，拉伸时保持背部平直。

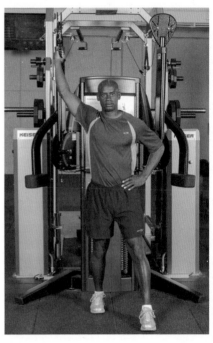

图 3.19　拔剑式自我拉伸（D2 屈曲模式终末姿势）

4. 由于拉伸幅度的增加，你应重新调整手抓在弹力带上的位置或你和器材的相对位置，然后重复上述动作 2 ~ 3 次。

插剑式辅助拉伸（D2 伸展模式终末姿势）

这种拉伸运动可以改善肩部伸展、内收和内旋的活动范围，在治疗台、长凳、地板的垫子上等处均可进行。该运动的拉伸位置与自由动作练习中的拉伸位置不同。自由练习时，手到达髋部前方即停止；但需谨记的是，与自由练习不同，螺旋模式中肩关节应继续伸展、内收和内旋至最大活动范围。所以从手臂在背后的位置开始拉伸。

1. 拉伸者俯卧于治疗台或垫子上，也可以坐在长凳上且保持双足固定于地面。躯干不要扭转，尽可能使肩关节到达 D2 伸展模式（伸展、内收、内旋）的终末位置。拉伸者前臂旋前，手腕和手指保持中立位。这个起始动作是一个改良版的锁臂。拉伸者在尽可能在后背向对侧内收的同时保持肘部伸直。这个位置可使靶肌肉延长到极限。靶肌肉包括三角肌前束、喙肱肌、胸肌和肱二头肌。

2. 搭档站立，让自己在较为舒适的状态下支撑和固定拉伸者的上肢和手腕（图 3.20）记住，手部与拉伸者接触时，会给他关于推拉方向的本体感受，所以手位应该与口令相匹配。手握住拉伸者的手腕和肘，以减少关节的压力。

3. 让拉伸者开始缓慢地进行 D2 屈曲模式，首先外旋，然后外展，最后屈曲肩关节（"先旋转上肢，然后向对侧推开，尽可能远离身体"）。接着对抗拉伸者，使其在该姿势下以合适的力度等长收缩 6 秒。

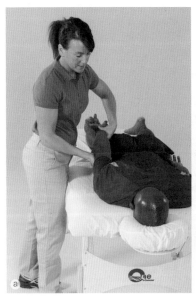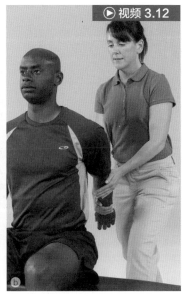

▶视频 3.12

图 3.20　插剑式辅助拉伸（D2 伸展模式终末姿势）。拉伸者的肩关节伸展、内收和内旋。a. 在治疗台上操作；b. 在长凳上操作

4. 等长收缩后，让拉伸者放松并深吸气。放松时，将拉伸者的上肢保持在起始位置。

5. 呼气时，拉伸者进一步伸展，然后内收，接下来内旋前臂并旋前肩关节。记住，这样做的目的是将三个运动方向全部结合起来，保持上肢在对角线上移动。稳住拉伸者的上肢即可，不要施加推力来进一步促进拉伸。

6. 重复上述动作 2 ~ 3 次。

插剑式自我拉伸（D2 伸展模式终末姿势）

1. 将弹力带绑在身后地板上的固定物体上。如果在健身房使用绳索抗阻训练器，选择最大重量等级，这样器材就不会轻易移动了。站立（或坐在瑞士球上）时，右上肢伸向后方，并穿过身体中线，然后向内转动上肢，使你半握拳时的小指朝向你的臂部。抓紧弹力带或器材的手柄。这是插剑式自我拉伸的起始姿势（图 3.21）。

2. 缓慢地向外旋转，然后拉向前外方，好像你要触碰前方的某物。接下来利用弹力带为该动作提供阻力，使身体保持插剑式自我拉伸的起始姿势进行 6 秒的等长收缩。然后身体放松，平稳呼吸。

3. 呼气时上肢进一步向后内方伸，然后向内转动，进一步拉伸靶肌肉。集中注意力于肩关节的伸展，拉伸时保持背部平直。

4. 由于拉伸幅度的增加，你应重新调整手抓在弹力带上的位置或你和器材的相对位置，然后重复上述动作 2 ~ 3 次。

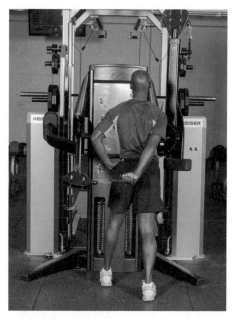

图 3.21 插剑式自我拉伸（D2 伸展模式终末姿势）

将各种模式应用于力量训练

将螺旋－对角模式加入到运动方案中可以带来很多好处。由于螺旋模式在许多日常活动及体育运动中都能看到，所以应用该模式来提高人体的力量、耐力和协调性是一种自然的发展。

无论是在健身房、旅行中的酒店房间，还是在家里练习，有很多方式可以应用运动模式进行训练。在健身房，可以轻松地使用固定滑轮系统进行运动模式训练。一些新型的无轨健身房器材也能很好地用于螺旋模式训练。在没有健身器材的情况下，弹力带或医用橡皮管可以提供足够的阻力，并能带来一样的好处。医用橡皮管和弹力带通常可以从医疗资源中心、物理治疗诊所及专门售卖健身设备或体能器械的商店中找到。弹力带和橡皮管通常用颜色来区分不同的阻力。选择一个真正适合的阻力可能需多尝试几次，

但通常情况下，对于大多数读者而言，从中等强度的弹力带开始是一个较为稳妥的选择。在锻炼过程中，可以通过改变弹力带的长度来调整训练量。

在本节中，我们提供了一些关于力量训练以及绳索器械使用的大体想法和建议。建议你咨询经过专业认证的私人教练、运动防护师或力量教练，帮助你设计适合自己的锻炼方案。

此处的所有练习都针对右侧上肢或下肢进行说明。一定要记住，对左侧上下肢也要重复所有的练习。

上肢力量训练

将螺旋运动模式作为常规热身运动的一部分，反复进行练习直到完全熟悉所有上肢模式后，就可以用它进行力量训练了。开始训练时不要用力过大，否则第二天会觉得身体酸痛。最好能够慢慢加大强度，直到可以完成更困难的训练。

D1 屈曲模式：上肢

这个训练能够提高 D1 屈曲模式肌群（胸部和肩的前面）的力量、耐力和协调性。

1. 将身后绳索抗阻训练器的一个杠杆臂调整至地面高度，在器械上设置合适的负重。右手握住器械把手，肩关节保持伸展、外展和内旋姿势（系好安全带）（图 3.22）。

2. 稍微向远离器械的方向迈一步，保持绳索不会松弛。使用舒适的弓步站姿，左下肢向前，右下肢在后。髋部保持向前。

3. 从这个位置，缓慢而有控制地开始动作，右上肢向上穿过身体中线，靠近左肩，止于 D1 屈曲模式终末姿势（肩关节屈曲、内收且外旋：抓拉安全带）。你的目标是轻松流畅地完成这个动作。如果无法做到，应该调整你试图拉起的重量。

4. 形成 D1 屈曲模式终末姿势后，开始缓慢且有控制地回到起始姿势。你会注意到这个离心收缩（或负功）比向心收缩更困难，因此轻松完成动作这一目标更重要。

5. 从伸展到屈曲，然后回到伸展，这是一次完整的动作。通常以一组做 10 ～ 12 次的重复来开始你的计划，可根据个人体能水平进行调整。

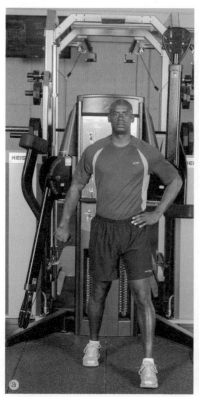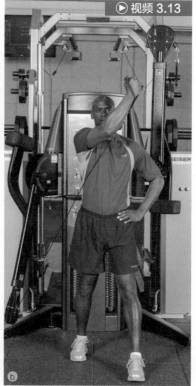

▶ 视频 3.13

图 3.22　力量练习，D1 屈曲模式：上肢。a. 起始姿势（系好安全带）；b. 终末姿势（抓拉安全带）

D1 伸展模式：上肢

这个训练能够提高 D1 伸展模式肌群（上臂和肩的后面）的力量、耐力和协调性。

1. 将绳索抗阻训练器的一个杠杆臂调整至左肩上方，在器械上设置合适的负重。右手握住器械把手，右上肢处于 D1 屈曲模式终末姿势（肩关节屈曲、内收并外旋：抓拉安全带）（图 3.23）。

2. 稍微向远离器械的方向迈一步，保持绳索不会松弛。使用舒适的弓步姿势，左下肢向前，右下肢在后。髋部保持向前。

3. 从这个位置缓慢而有控制地开始做动作，右上肢向下、向外和向后移，止于 D1 伸展模式终末姿势（肩关节伸展、外展并内旋：系好安全带）。记住，好的动作形式比用力大小更重要。

4. 形成 D1 伸展模式终末姿势后，开始缓慢且有控制地回到起始姿势。你会注意到这个离心收缩（或负功）比向心收缩更困难，因此轻松完成动作这一目标更为重要。

5. 从屈曲到伸展，然后回到屈曲，这是一次完整的动作。通常以一组做 10 ~ 12 次的重复来开始你的计划，可根据个人体能水平进行调整。

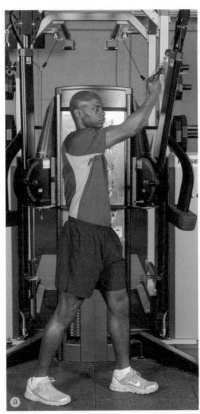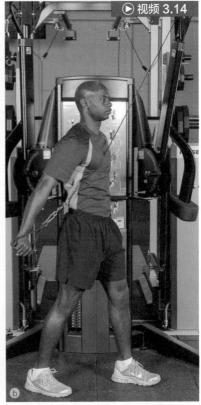

▶ 视频 3.14

图 3.23　力量练习，D1 伸展模式：上肢。a. 起始姿势（抓拉安全带）；b. 终末姿势（系好安全带）

D2 屈曲模式：上肢

这个训练能够提高 D2 屈曲肌群（胸和肩部的前面）的力量、耐力和协调性。

1. 将你左侧的绳索抗阻训练器的一个杠杆臂调整至地面高度，在器械上设置合适的负重。右手握住器械把手，放在左髋旁，动作好像把剑插回剑鞘（肩关节伸展、内收并内旋）（图 3.24）。

2. 稍微向远离器械的方向迈一步，保持绳索不会松弛。使用舒适的弓步站姿，左下肢向前，右下肢在后。髋部保持向前。

3. 从这个位置缓慢而有控制地开始做动作，向上方远离身体的方向伸展，好像拔剑举过头的动作，止于 D2 屈曲模式终末姿势（肩关节屈曲、外展并外旋）。

4. 形成 D2 屈曲模式终末姿势后，开始缓慢且有控制地回到起始姿势。你会注意到这个离心收缩（或负功）比向心收缩更困难，因此轻松完成动作这一目标更为重要。

5. 从伸展到屈曲，然后回到伸展，这是一次完整的动作。通常以一组做 10 ~ 12 次的重复来开始你的计划，可根据个人体能水平进行调整。

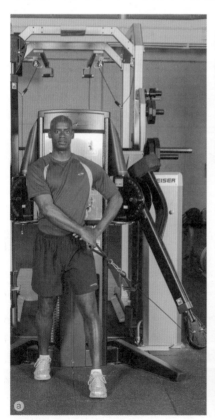 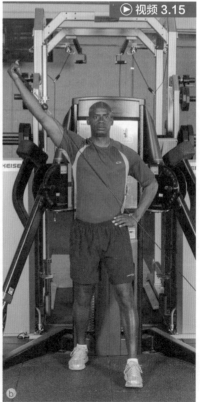

▶ 视频 3.15

图 3.24　力量练习，D2 屈曲模式：上肢。a. 起始姿势（插剑）；b. 终末姿势（拔剑）

D2 伸展模式：上肢

这个训练能够提高 D2 伸展模式肌群（胸部和肩的前面）的力量、耐力和协调性。

1. 将绳索抗阻训练器的一个杠杆臂调整至右肩的后上方，在器械上设置合适的负重。右手握住器械把手，右上肢处于 D2 屈曲模式终末姿势（肩关节屈曲、外展并外旋：拔剑）（图 3.25）。

2. 稍微向远离器械的方向迈一步，保持绳索不会松弛。使用舒适的弓步站姿，左下肢向前，右下肢在后。髋部保持向前。

3. 从这个位置缓慢而有控制地开始做动作，右上肢向下越过身体中线达到左髋，同时右臂向内旋转，止于 D2 伸展模式终末姿势（肩关节伸展、内收并内旋：插剑）。记住，好的动作形式比用力大小更重要。

4. 形成 D2 伸展模式终末姿势后，开始缓慢且有控制地回到起始姿势。你会注意到这个离心收缩（或负功）比向心收缩更困难，因此轻松完成动作这一目标更为重要。

5. 从屈曲到伸展，然后回到屈曲，这是一次完整的动作。通常以一组做 10 ~ 12 次的重复来开始你的计划，可根据个人体能水平进行调整。

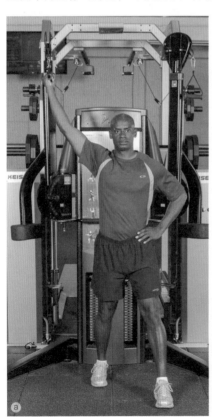 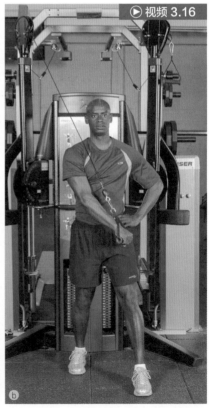

▶ 视频 3.16

图 3.25 力量练习，D2 伸展模式：上肢。a. 起始姿势（拔剑）；b. 终末姿势（插剑）

下肢力量训练

　　当你能够熟练将下肢的螺旋模式运用于热身，你便可以在力量训练中使用它们。开始训练时不要用力过大，否则第二天可能会觉得身体酸痛。最好能够慢慢加大强度，直到可以完成更困难的训练。

D1 屈曲模式：下肢

这个训练能够提高 D1 屈曲肌群（髋屈肌、髋外旋肌和髋内收肌）的力量、耐力和协调性。

1. 将你身后的绳索抗阻训练器的一个杠杆臂调整至地面高度，在器械上设置合适的负重。用一个踝部套环将弹力带固定在右踝。

2. 稍微向远离器械的方向迈一步，保持绳索不会松弛。使用稳定、舒适的站立姿势，以便将重心移向左下肢。为保持稳定，可以抓住某个固定物。右侧髋关节伸展、外展、内旋（足尖离地）（图 3.26）。

3. 从这个位置缓慢而有控制地开始动作，就像你正在踢球，止于 D1 屈曲模式终末姿势（髋关节屈曲、内收并外旋）。你的目标是轻松流畅地完成这个螺旋动作。如果不行，调整你正尝试提起的重量。

4. 形成 D1 屈曲模式终末姿势后，开始缓慢且有控制地回到起始姿势。你会注意到这个离心收缩（或负功）比向心收缩更困难，因此轻松完成动作这一目标更为重要。专注于髋关节的活动，避免下背部后伸代偿。

5. 从伸展到屈曲，然后回到伸展，这是一次完整的动作。通常以一组做 10 ~ 12 次的重复来开始你的计划，可根据个人体能水平进行调整。

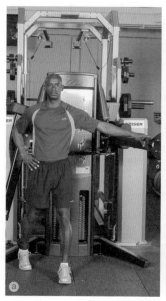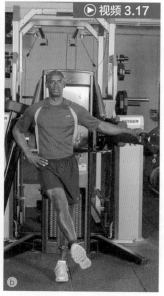

▶ 视频 3.17

图 3.26　力量练习，D1 屈曲模式：下肢。a. 起始姿势（足尖离地）；b. 终末姿势（踢球）

D1 伸展模式：下肢

这个训练能够提高 D1 伸展肌群（髋伸肌、髋内旋肌和髋外展肌）的力量、耐力和协调性。

1. 将绳索抗阻训练器的一个杠杆臂调整至身前、左侧大腿中部的高度，在器械上设置合适的负重。用一个踝部套环将弹力带固定到右踝。

2. 稍微向远离器械的方向迈一步，保持绳索不会松弛。使用稳定、舒适的站立姿势，以便将重心移向左下肢。为保持稳定，可以抓住某个固定物。右侧髋关节做屈曲、内收、外旋（踢球）动作（图 3.27）。

3. 从这个位置缓慢而有控制地开始动作，腿向右后方踢，止于 D1 伸展模式终末姿势（髋关节伸展、外展并内旋：足尖离地）。专注于髋关节的活动，避免下背部后伸代偿。

4. 形成 D1 伸展模式终末姿势后，开始缓慢且有控制地回到起始姿势。你会注意到这个离心收缩（或负功）比向心收缩更困难，因此轻松完成动作这一目标更为重要。

5. 从屈曲到伸展，然后回到屈曲，这是一次完整的动作。通常以一组做 10 ~ 12 次的重复来开始你的计划，可根据个人体能水平进行调整。

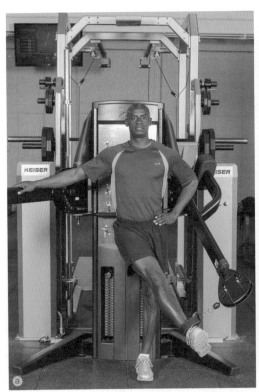 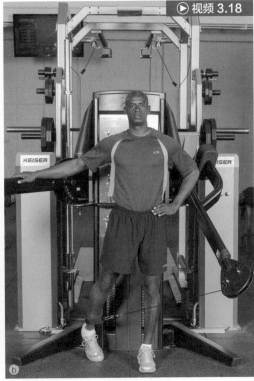

▶视频 3.18

图 3.27 力量练习，D1 伸展模式：下肢。a. 起始姿势（踢球）；b. 终末姿势（足尖离地）

D2 屈曲模式：下肢

这个训练能够提高 D2 屈曲肌群（髋屈肌、髋内旋肌和髋外展肌）的力量、耐力和协调性。

1. 将你身后绳索抗阻训练器的一个杠杆臂调整至地面高度，在器械上设置合适的负重。用一个踝部套环将弹力带固定到右踝。

2. 使用稳定、舒适的站立姿势，以便将重心移向左下肢。为保持稳定，可以抓住某个固定物。右侧髋关节做伸展、内收、外旋（芭蕾第五脚位）的动作（图 3.28）。调整站姿，保持绳索不会松弛。

3. 从这个位置缓慢而有控制地开始动作，右腿向上抬起，动作像犁式制动一样，止于 D2 屈曲模式终末姿势（髋关节屈曲、外展并内旋）。你的目标是轻松流畅地完成这个螺旋动作。只活动髋关节，保持骨盆和躯干不发生旋转。如果无法完成，调节你所尝试拉起的重量。

4. 达到 D2 屈曲终末姿势后，开始缓慢且有控制地回到起始姿势。你会注意到这个离心收缩（或负功）比向心收缩更困难，因此轻松完成动作这一目标更为重要。专注于髋关节的活动，避免下背部后伸代偿。

5. 从伸展到屈曲，然后回到伸展，这是一次完整的动作。通常以一组做 10 ～ 12 次的重复来开始你的计划，可根据个人体能水平进行调整。

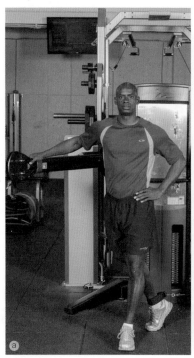 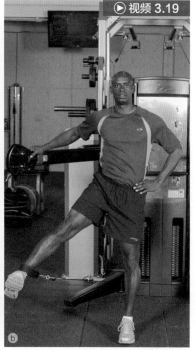

▶ 视频 3.19

图 3.28　力量练习，D2 屈曲模式：下肢。a. 起始姿势（芭蕾第五脚位）；
b. 终末姿势（犁式制动）

D2 伸展模式：下肢

这个训练能够提高 D2 伸展肌群（髋伸肌、髋外旋肌和髋内收肌）的力量、耐力和协调性。

1. 将绳索抗阻训练器的一个杠杆臂位置调整至身前、右侧髋部高度，在器械上设置合适的负重。用一个踝部套环将弹力带固定到右踝。

2. 使用稳定、舒适的站立姿势，以便将重心移向左下肢。为保持稳定，可以抓住某个固定物。右侧髋关节做屈曲、外展、内旋（犁式制动）的动作（图 3.29）。调整站姿，保持绳索不会松弛。

3. 从这个位置缓慢而有控制地开始动作，腿向后踢，越过身体中线，止于 D2 伸展模式终末姿势（髋关节伸展、内收并外旋：芭蕾第五脚位）。

4. 形成 D2 伸展模式终末姿势后，开始缓慢且有控制地回到起始姿势。你会注意到这个离心收缩（或负功）比向心收缩更困难，因此轻松完成动作这一目标更为重要。

5. 从屈曲到伸展，然后回到屈曲，这是一次完整的动作。通常以一组做 10 ~ 12 次的重复来开始你的计划，可根据个人体能水平进行调整。

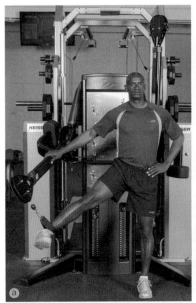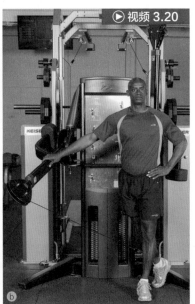

▶ 视频 3.20

图 3.29 力量练习，D2 伸展模式：下肢。a. 起始姿势（犁式制动）；
b. 终末姿势（芭蕾第五脚位）

本章小结

本章概述了 PNF 中的螺旋 - 对角模式。我们将这个模式描述为自由动作练习并将其整合到动态热身中。我们详细描述了如何将此模式应用于易化拉伸，最后介绍如何使用绳索抗阻训练器将这个三维模式整合到力量训练中。

拉伸技术

在第 1 部分中，我们了解了不同种类的拉伸技术以及在拉伸过程中正确运用生物力学机制的重要性。除此之外，我们还对易化拉伸技术的研究背景和具体操作细节进行了讨论。最后，我们探索了如何将螺旋模式运用到拉伸和力量训练中。

在第 2 部分中，我们将逐步展示如何对每块主要肌肉进行拉伸，包括单块的肌肉和多个肌群。第 4 章涵盖了躯干和颈部的拉伸技术，第 5 章主要介绍如何进行下肢拉伸（臀部和腿部），第 6 章对上肢拉伸（肩部和手臂）进行了详细描述，第 7 章汇总了不同活动的拉伸练习，例如跑步、骑自行车、曲棍球和日常拉伸。

判断何时运用单平面拉伸或螺旋模式

物理治疗师、职业治疗师、运动防护师和运动医学诊所可在整个活动范围内应用 PNF 的螺旋模式，以提高身体的肌肉力量、协调性和柔韧性。易化拉伸技术主要集中于改善活动范围。你应该在什么时机选用模式进行拉伸，又该在什么时机针对单块肌肉进行单一平面的拉伸呢？

螺旋模式拉伸

对于协同工作的肌肉群来说，螺旋 - 对角模式能够较好地增加其协调性和柔韧性。选用这些三维模式能够实现同时拉伸多组肌群，如此一来，螺旋模式拉伸与单平面拉伸相比，可以在更短的时间内获得更好的效果。

这些模式也可以被当作评估工具，用来判断肌肉群中哪块肌肉的动作幅度受限、力量薄弱或者发力顺序不对。当这些缺陷浮出水面后，就可以结合单平面拉伸与模式拉伸来改善需要提高的肌肉功能。

单平面模式拉伸

想提高特定肌肉或肌肉群的柔韧性或感知觉时，可以使用单平面拉伸。单平面拉伸技术也可以作为一种用于软组织治疗的辅助方法。举例来说，可以利用这些拉伸方法来减少过高（过于紧张）的肌张力，从而缓解深部按摩或扳机点刺激所带来的不适感，或与深层手法按摩技术相结合，减少肌肉内或肌肉间的粘连情况。

拉伸的组织

第 4 章、第 5 章和第 6 章内容是按照关节及关节上附着的肌肉进行分组的。这不是一种精确的科学理论，而且我们不否认一些肌肉的分组可以有所不同。如有疑问，请参照索引查询所需的肌肉群。

每组肌肉的介绍都包含如下内容：

- 解剖结构，包括肌肉的起点、止点以及肌肉功能，并附图说明。
- 正常活动范围内的功能评估，并附图说明。
- 拉伸细节讲解，并附图。
- 自主拉伸说明，合适的地方附有照片。

安全提示

- 等长收缩时，肢体不产生任何动作位移。拉伸者开始缓慢收缩肌肉，搭档提供相应的阻力，不要让拉伸者用的力比搭档大。提醒拉伸者切勿过度用力。在某些情况下，拉伸者可能只使用其 10% 的力量；另外一些情况下，则可能使用 100% 的力量。力量的大小完全取决于搭档和拉伸者的力量对比。拉伸者达到合适的等长收缩力量水平后，请保持该状态 6 秒。
- 切勿推或拉。搭档尽量不要通过额外的推或拉来刻意加大拉伸幅度。
- 无痛拉伸。易化拉伸技术应该全程遵循无痛原则。如果拉伸者感到肌肉有疼痛感，请尝试重新调整肢体位置或适度减少靶肌肉在等长收缩过程中产生的力量。如果疼痛感仍然存在，应停止易化拉伸该肌肉，直至找出导致疼痛的原因。

躯干和颈部拉伸

本章着重介绍躯干和颈部肌肉的拉伸方法。我们抬头时，颈部肌肉会承受巨大的压力。我们久坐时，躯干长时间处于屈曲状态。我们伏案疾书、驾驶、操作电脑、看电视时，躯干都会承受很大的压力。座椅并不是为每个人量身定做的，无法很好地支撑身体，因此身体会动用相关的姿态肌。大多数体育运动也要求这些肌肉提供支撑并主动参与。以下的拉伸可用于预防或缓解由肌肉不平衡引起的疼痛。

躯干

胸椎和腰椎区域通常会保持肌肉张力，而有效的拉伸可以帮助其大大缓解这种紧张状态。对于许多人来说，外伤、职业病、体育活动或姿势不良等原因常导致这些部位产生不适感或疼痛感。

对这些部位进行拉伸时，要特别注意始终遵循拉伸者全程无痛原则。如果拉伸者有背部损伤史，则需多加小心。有时拉伸者可能没有意识到自己已经处于过度拉伸状态，因此拉伸后的一两天疼痛会加剧。

解剖结构：腹斜肌和下背部肌肉

躯干的回旋包括胸椎和腰椎的回旋。回旋涉及的主要肌肉是腹内斜肌和腹外斜肌（图4.1，表4.1），协同肌包括竖脊肌、胸半棘肌、多裂肌和回旋肌。我们只在图中展示腹斜肌。腹外斜肌由肋部斜向内下方走行，腹内斜肌由髂嵴侧后方斜向内上方走行。

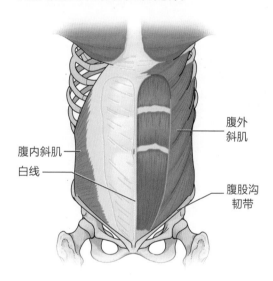

腹外斜肌

腹内斜肌

白线

腹股沟韧带

图4.1 腹斜肌

在美国，下背痛是第二常见的医疗诉求（仅次于头痛）。下背痛可以由多种因素引起，包括腰椎或骶椎区域功能障碍、肌肉不平衡、反复压力和急性创伤。在大多数下背痛情况中，拉伸周围的肌肉组织可以显著缓解疼痛状况。这些肌肉包括背伸肌、腰方肌、腹斜肌、背阔肌、臀大肌、股四头肌和腘绳肌（图 4.2，表 4.1）。

- **背伸肌。**背伸肌主要由竖脊肌（包括髂肋肌、最长肌和棘肌，每一块都由两三个部分组成）和横突棘肌（包括胸半棘肌、多裂肌、回旋肌、棘间肌和横突间肌）组成。我们在图中展示了竖脊肌，但没有标注其起止点，因为这些信息对于本文所述的内容而言太过复杂。这些肌肉双侧收缩时，可伸展脊柱；一侧收缩时，辅助脊柱向一侧回旋。这些肌肉的肌张力过高时会导致背痛并限制脊柱的屈曲和回旋，它们也是扳机点的高发部位。

- **腰方肌。**腰方肌（QL）是保持下背部强健有力的重要部分。这些肌肉的肌张力过高时，会产生扳机点，可累及髋部、臀部或腿部。以我们的经验来看，腰方肌过度紧张和扳机点几乎总是出现在下背痛综合征中，甚至是那些由腰椎间盘问题或腰椎错位引起的疼痛。腰方肌是一种多功能肌，它可以侧弯躯干并抬高髋部，还有助于保持下背部的稳定，因此也有下背痛有关。腰方肌的肌肉纤维向两个对角线方向垂直延伸。

- **背阔肌。**背阔肌是腋后缘的一部分，许多上肢从头顶向下移动的动作，如砍木头、游泳和攀岩等，都与它密切相关。背阔肌通常也是背痛的源头之一，却经常被忽视。

功能评估

躯干运动是腰椎和胸椎的联合运动，包括 6 个方向的运动：屈曲、伸展、左右侧屈及左右旋转（图 4.3）。这些动作组合起来可以产生多种不同的运动。

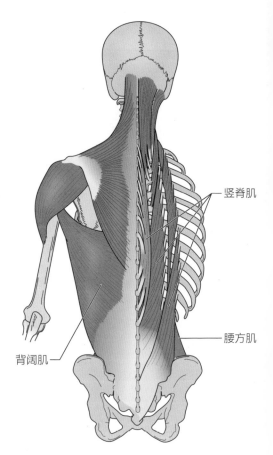

竖脊肌

腰方肌

背阔肌

图 4.2 下背部肌肉

胸椎、腰椎的运动是各个椎体间复杂的联合运动。每个动作的完成都需要许多肌肉同时参与，所以很难把一块肌肉孤立出来。因此，即使我们把动作的重点放在躯干的大肌肉上，但在做相同的动作时，小肌肉也会参与进来。

腰胸段的关节活动度如下：

屈曲 = 90°

伸展 = 30°

旋转 = 45°

侧屈 = 30°

表 4.1　腹斜肌和下背部肌肉

肌肉	起点	止点	功能
腹斜肌			
腹外斜肌	下 8 根肋骨的外侧面	通过腹部腱膜止于髂嵴前面和白线	双侧：增加腹内压，使躯干屈曲 单侧：使躯干向同侧屈曲，向对侧旋转
腹内斜肌	胸腰筋膜，髂嵴前侧面，股骨沟韧带外侧半	下 3 根肋骨的软骨部，通过腹部腱膜止于白线	双侧：增加腹内压，使躯干屈曲 单侧：使躯干向同侧屈曲、旋转
下背部肌肉			
背阔肌	第 7 胸椎至第 5 腰椎棘突，通过腰部腱膜连于骶骨，髂嵴	肱骨结节间沟的内侧面	使屈曲位的肩关节伸展 使肩关节内收 沉肩 辅助肩关节内旋 为肩胛下角提供"衣袋"，以隔开肩胛下角与肋部
腰方肌	髂嵴后侧、髂腰韧带	第 12 肋下缘，第 1 至第 5 腰椎横突	双侧：在呼吸过程中固定第 12 肋，辅助腰椎伸展 单侧：使躯干侧屈或提髂

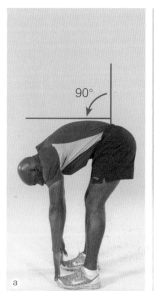
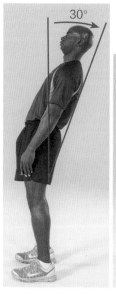
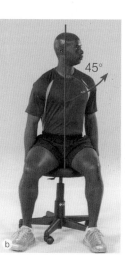
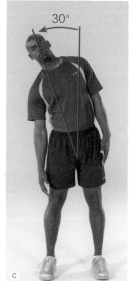

图 4.3　正常胸腰椎的关节活动度。a. 屈曲和伸展；b. 旋转；c. 侧屈

腹斜肌的辅助拉伸法，坐位

这种拉伸旨在改善躯干旋转。向右旋转拉伸右侧腹外斜肌和左侧腹内斜肌。

1. 拉伸者坐在治疗台上，膝关节屈曲，双腿垂于桌下，或者坐在长凳上，双足牢固地放在地面上，这个姿势将保持髋部固定。在保持背部挺直的情况下将脊柱拉长，身体尽力向右侧转动，保持鼻尖与胸骨在一条线上（此中立位较舒适）。这个位置可在无痛范围内最大限度地拉伸躯干回旋肌。

2. 搭档在拉伸者后面保持一个稳定的姿势，右手经拉伸者右臂下绕至右肩前，左手置于他的左肩胛骨上，靠近内侧缘。搭档指示拉伸者开始缓慢地往回左旋，将头部保持在正中位（图4.4）。确保他是在转动他整个躯干，而不是仅向后移动肩部。你应提供适当阻力使拉伸者进行等长收缩。拉伸者在整个过程中需保持正常呼吸。

3. 在等长收缩后，拉伸者放松并吸气。呼气时，躯干保持在起始位置。

4. 呼气时，拉伸者以更大幅度右旋躯干，头部保持正中位，拉长脊柱。这将进一步加强对右侧腹外斜肌和左侧腹内斜机的拉伸。

5. 重复上述动作2～3次，拉伸者即完成左旋拉伸。然后让拉伸者以同样的动作转向左边进行拉伸。

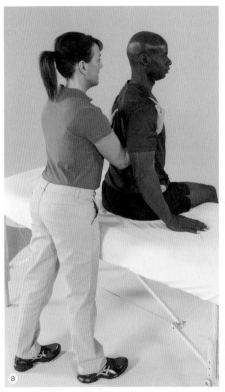
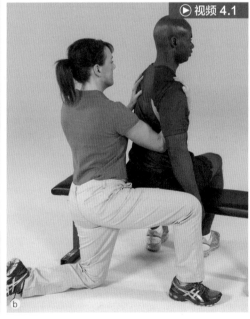

▶ 视频 4.1

图4.4 腹斜肌的辅助拉伸法，坐位。a. 在治疗台上操作；b. 在长凳上操作

腹斜肌的自我拉伸法，坐位

1. 拉伸者以舒适的姿势坐在直背椅上。脊柱保持拉长，头部处于正中位，尽可能地左旋整个躯干，然后抓住椅背以保持这个姿势（图4.5）。

2. 从起始位置开始，尽力往右回旋。记住，拉伸者需靠躯干发力，而不是肩部。保持这一姿势，使腹斜肌等长收缩，维持该状态6秒，保持正常呼吸。

3. 等长收缩后，深吸气，呼气时用躯干（而非手臂）发力，实现更大幅度的左转，拉伸腹斜肌。

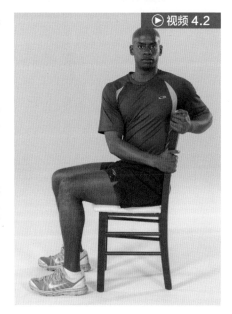

▶视频 4.2

图 4.5 腹斜肌的自我拉伸法，坐位

腹斜肌的自我拉伸法，使用背部伸展训练器

1. 将背部伸展训练器调整到合适的高度，该高度正好可以使右髋部抵住坐垫，将双足稳固地放在踏板上。躯干侧屈并向右旋转，手臂可以自然放松下垂（或者将它们交叉放在胸前，如果觉得这样更为舒适）（图4.6）。

2. 躯干开始缓慢向左回旋，肌肉收缩产生的力足以对抗重力就可以了；保持这个姿势，等长收缩腹斜肌6秒。保持正常呼吸。

3. 等长收缩之后，深吸气，呼气时进一步向右侧屈曲并回旋，以拉伸腹斜肌。

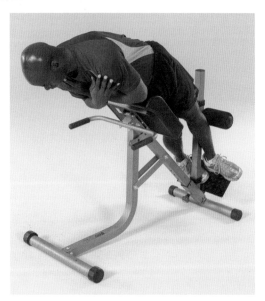

图 4.6 腹斜肌的自我拉伸法，使用背部伸展训练器

腰方肌的辅助拉伸法，侧卧位

这种拉伸主要针对腰方肌大部分的垂直肌纤维。如果先拉伸髋外展肌，腰方肌的拉伸效果最为显著（参见第5章）。

1. 拉伸者侧卧，将背部放在治疗台边缘，右腿悬于治疗台外。左腿尽力弯曲并靠近胸部。确保两侧髋部的连线垂直于治疗台。将右臂置于头上，拉长右侧的腰方肌。如果拉伸者在这个体位下出现任何下背部疼痛状况，可向前屈曲下背部，同时保持右腿悬于治疗台外。如果体位调整不能缓解拉伸者的不适感，请使用此拉伸的仰卧版本（见下面的拉伸）。

2. 搭档站在拉伸者身后，双臂交叉，把左手放在拉伸者的右侧髂嵴部；右手张开，放在拉伸者肋骨外侧（图4.7）。这种交叉姿势可以使搭档更轻松的对抗拉伸者腰方肌的等长收缩。

3. 搭档开始指导拉伸者通过髋、肋互相靠近的方式来收缩右侧腰方肌。拉伸者躯干侧屈，同时向上侧抬起髋部（参见图4.7中的等长收缩用力箭头）。许多人做这个动作会感到很困难，所以搭档可能需要将动作分解成几个阶段，并与他一起完成，直到其可以独自完成每个阶段的动作，然后将各个阶段组合成整套动作。搭档要有耐心和创意。

4. 拉伸者能完成该动作时，搭档需嘱其开始缓慢地将髋部上端与胸腔相互靠近。搭档施加相应的阻力与之对抗，使腰方肌进行等长收缩。搭档控制拉伸者的发力大小。

5. 等长收缩后，拉伸者放松并深吸气。放松时，可使其腿（和髋部）垂向地板。

6. 呼气时，指示拉伸者尽可能将右脚拉向地面，手臂向远处伸展，以增加对右侧腰方肌的拉伸。

7. 重复上述动作2～3次。

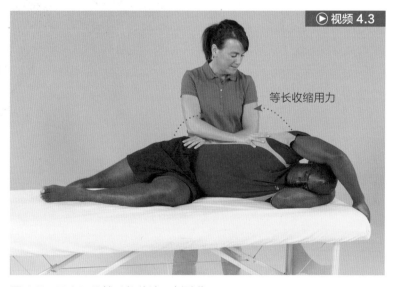

图4.7 腰方肌的辅助拉伸法，侧卧位

腰方肌辅助拉伸法，仰卧位单腿提拉

这种腰方肌拉伸法虽然效果稍差，但对搭档和拉伸者而言都要轻松得多。

1. 拉伸者在治疗台或地板的垫子上仰卧。搭档使用稳定的姿势，并牢牢握住拉伸者的左足和左踝。将拉伸者的左腿向自己的方向拉，使拉伸者的左髋向下移动，再将拉伸者的左腿往对侧拉，越过身体中线，拉伸左侧腰方肌（图4.8）。

2. 从起始位置开始，拉伸者试着提髋（即将髋骨拉向腋窝的方向）。搭档应确保他没有将腿抬向天花板（髋关节屈曲）。搭档给拉伸者相应的力，使他在该姿势下进行6秒的等长收缩，拉伸者应保持正常呼吸。

3. 等长收缩后，拉伸者放松并深吸气。放松时，搭档应将拉伸者的腿保持在起始位置。

4. 拉伸者呼气时，搭档进一步将他的腿往自己的方向拉，并越过中线更远的距离，加强对左侧腰方肌的拉伸。搭档可以通过让拉伸者将其左臂举过头部来拉长整个身体左侧，实现对侧腰方肌的进一步拉伸。

5. 重复上述动作2～3次。

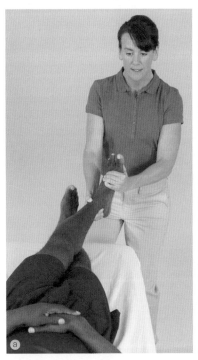 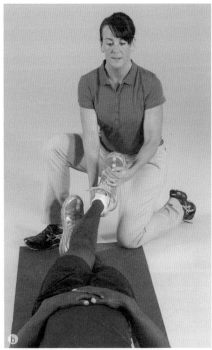

图4.8 腰方肌的辅助拉伸法，仰卧位单腿提拉。a. 在治疗台上操作；b. 在垫子上操作

腰方肌的自我拉伸法，坐位侧屈

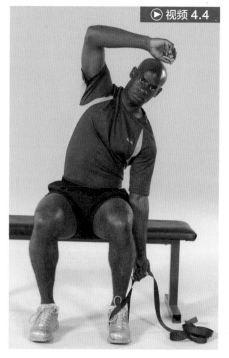

1. 拉伸者以舒适的姿势坐于直背椅或长凳上，将脊柱拉长。把一条毛巾或弹力带的一端压在左足下。右臂举到头后，注意，不要迫使下颌贴近胸口。身体尽力向左侧屈，左手抓住拉伸带，不要让拉伸带有任何的松弛（图4.9）。这个姿势可以准确地拉长右侧腰方肌。

2. 拉伸者尝试缓慢坐起的同时利用弹力带来阻止身体发生移动，使腰方肌等长收缩6秒，保持正常呼吸。

3. 在等长收缩后，放松并调整呼吸。更大程度的向左侧屈曲将进一步加强对右侧腰方肌的拉伸。

4. 重复上述动作2～3次。

图 4.9　腰方肌的自我拉伸法，坐位侧屈

背伸肌的辅助拉伸法，仰卧双膝触胸位

这种拉伸方法可以很好地拉伸两侧的下背部肌肉。

> 如果拉伸者下背部已经有疼痛感，请不要使用该拉伸法，否则有导致或加重椎间盘突出的风险。

1. 拉伸者背部平躺在治疗台或地板的垫子上，主动让膝盖尽可能靠近胸部。搭档在侧面站立，将双手放在拉伸者膝盖后面，给予拉伸者适当的力量使他的膝盖靠近胸部，让拉伸者的下背部有轻微的拉伸感（图4.10）。

2. 指示拉伸者开始缓慢用力对抗你提供的阻力，似乎要努力伸展双腿。这将使臀大肌和下背部肌肉进行等长收缩。等长收缩6秒，并保持正常呼吸。

3. 等长收缩后，拉伸者放松时，搭档将拉伸者的膝盖更靠近胸部，使腰椎旁的肌肉得到进一步拉伸。

4. 重复上述动作2～3次。

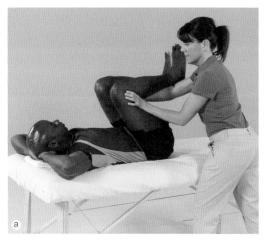 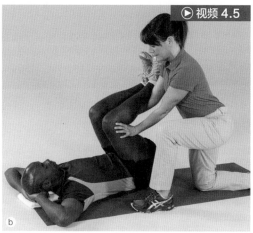

图 4.10 背伸肌的辅助拉伸法，仰卧双膝触胸位。a. 在治疗台上操作；b. 在垫子上操作

背伸肌的自我拉伸法，仰卧双膝触胸位

这种拉伸方法可以很好地拉伸两侧的下背部肌肉。

> 如果拉伸者下背部已经有疼痛感，请不要使用该拉伸法，否则有导致或加重椎间盘突出的风险。继续使用该方法之前，请先咨询医生。

1. 拉伸者背部平躺在地板的垫子上，主动将双膝尽可能靠近胸部。双手放在膝盖后面，将膝盖朝胸部的方向拉，直到你能感到下背部轻微的拉伸感（图 4.11）。

2. 缓慢用力，对抗手的阻力，似乎要努力伸展双腿。这将使臀大肌和下背部肌肉等长收缩。等长收缩6秒，保持正常呼吸。

3. 等长收缩后，拉伸者放松并呼吸，双手用力，将膝盖更靠近胸部，使腰椎旁肌肉得到进一步拉伸。

4. 重复上述动作 2 ~ 3 次。

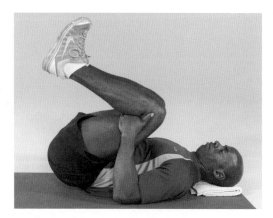

图 4.11 背伸肌的自我拉伸法，仰卧双膝触胸位

脊柱扭转辅助拉伸法，仰卧位

　　这种拉伸主要作用于腰椎间盘、腰方肌和腹斜肌。对这些肌群进行拉伸时，越紧张的肌肉，拉伸感越强。

> 　　如果拉伸者下背部已经有疼痛感，请不要使用该拉伸法，否则有导致或加重椎间盘突出的风险。继续使用该方法之前，请先咨询医生。

1. 拉伸者背部平躺在治疗台或地板的垫子上。屈曲髋关节至大腿与治疗台或垫子的夹角为 60 度左右，膝关节屈曲，足部放平。保持拉伸者的肩部贴紧垫子，在舒适的情况下，两腿尽量倒向右侧。这个姿势可以有效拉伸左侧下背部的肌群。
2. 搭档在拉伸者的右侧稳定地站好，拉伸者试图将腿移回到起始位置时，搭档提供适当的阻力（图 4.12）。
3. 指示拉伸者开始用力将腿缓慢移回至起始位置，而搭档提供相应的阻力来防止任何移动的发生。使拉伸者进行等长收缩 6 秒，期间拉伸者保持正常呼吸。
4. 等长收缩后，指示拉伸者将膝关节更靠近右侧水平面，进一步拉伸左侧下背部肌肉。
5. 重复上述动作 2 ~ 3 次。

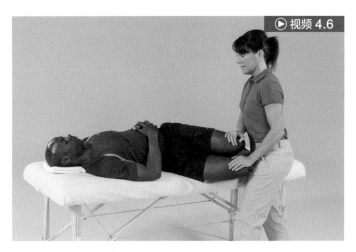

图 4.12 脊柱扭转辅助拉伸法，仰卧位

脊柱扭转自我拉伸法，仰卧位

如果拉伸者下背部已经有疼痛感，请不要使用该拉伸法，否则有导致或加重椎间盘突出的风险。继续使用该方法之前，请先咨询医生。

1. 拉伸者背部平躺在治疗台或地板的垫子上。向上抬起大腿至大腿与垫子的夹角为 60 度左右，膝关节屈曲，足部放平。将左膝交叉在右膝之上，保持双肩贴紧垫子，在舒适的状态下，两膝尽可能倒向左侧。这个姿势可以有效拉伸右侧下背部的肌群（图 4.13）。
2. 当拉伸者试图用力缓慢地将右腿移回起始位置时，用左腿来提供阻力。等长收缩 6 秒，保持正常呼吸。
3. 等长收缩后，左腿继续用力将右膝向左侧地板的方向压，拉伸右下背部肌肉。
4. 重复上述动作 2 ~ 3 次。

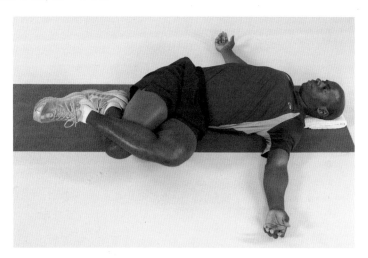

图 4.13 脊柱扭转自我拉伸法，仰卧位

颈部

许多人都因姿势不良、职业病或外伤感到颈部不适或疼痛。拉伸颈部肌肉对缓解疼痛或消除肌肉紧张都有非常显著的作用，但过度的拉伸也会造成疼痛。与头颈部有关的两个最常见的困扰是挥鞭伤和头痛。

- **挥鞭伤。** 挥鞭伤是一种日常叫法，是由颈部的突然创伤性屈曲或伸展引起的颈部椎骨和软组织损伤。挥鞭伤的专业术语是颈椎加速 – 减速损伤。虽然其通常与车祸有关，但挥鞭伤也可能发生在任何颈部剧烈运动的情况下，如美式橄榄球被擒抱、冰球碰撞或从梯子上落下时。挥鞭伤的症状因人而异。根据损伤的严重程度，有以下几种损伤情况：椎骨和椎盘受损；韧带组织扭伤，特别是前纵韧带；颈部各肌肉拉伤。挥鞭伤的症状可包括颈部疼痛和活动受限，严重头痛，颈部周围肌肉、肩部和背部肌肉痉挛，疼痛可放射至手臂，视力模糊。在挥鞭伤的急性期切勿进行拉伸，但在后期恢复阶段，拉伸则可以作为整体治疗计划的一部分，极大地缓解疼痛。

- **头痛。** 在美国的医疗诊所中，头痛是患者最常见的症状，治疗头痛的非处方药每年的销售额达数十亿美元。根据国际头痛学会的分类，有 200 多种类型的头痛。张力性头痛是最常见的类型，可通过肩颈肌肉的按摩与拉伸的组合治疗有效地缓解相关症状。偏头痛较其他头痛而言则更加顽固，对于这种类型的头痛按摩与拉伸的组合疗法有何作用则无法预测。

进行颈部拉伸时需特别注意，在整个过程中必须始终遵循拉伸者无痛的原则。如果拉伸者有颈部损伤，则更需要多加小心。有时，拉伸者可能不会意识到自身正处于一种过度拉伸状态，这会导致一两天后疼痛加剧。

解剖结构

颈部区域的肌肉包括斜方肌上部、胸锁乳突肌（SCM）、枕下肌、斜角肌和肩胛提肌（图 4.14，表 4.2）。我们将对其逐一进行讲解，然后对颈椎的功能进行评估。

- **斜方肌上部。** 许多人的斜方肌上部都处于高度紧张的状态。斜方肌上部过度紧张，会导致肩颈部活动范围受限、颈部和肩部疼痛及头痛。通常会有明显的扳机点。

- **胸锁乳突肌。** 胸锁乳突肌参与许多运动。其下端的附着点可分为两部分：胸骨端和锁骨端。这两个分支在颅骨处合并为一处附着点。

- **斜角肌。** 斜角肌可分为三个部分：前斜角肌、中斜角肌和后斜角肌。它们与胸廓出口综合征、腕管综合征及其他颈部、肩部和手臂疼痛密切相关。这是因为臂丛（神经束）和锁骨下动脉从前斜角肌和中斜角肌之间通过，当这些肌肉出现高度紧张时，神经血管便容易受到压迫，甚至受损。

- **枕下肌。** 枕下肌由 4 块成对的肌肉构成：两块头直肌和两块头斜肌，它们是后上颈部最深层的肌肉。头后大直肌和头斜肌在脊椎两侧构成的区域被称为"枕下三角"。这一三角区被致密的脂肪结缔组织填充，被浅层的头半棘肌和头最长肌覆盖，并有椎动脉横穿其中。尽管这些肌肉不大，但却承受着极大的张力，因此拉伸它们会有很多好处。

- **肩胛提肌。** 肩胛提肌常与落枕联系在一起，特别是在颈部旋转运动受限时。不良的姿势可导致肌肉高度紧张或离心性紧张。当肌肉处于离心性紧张时，肌肉更需要加强力量，而非拉伸。

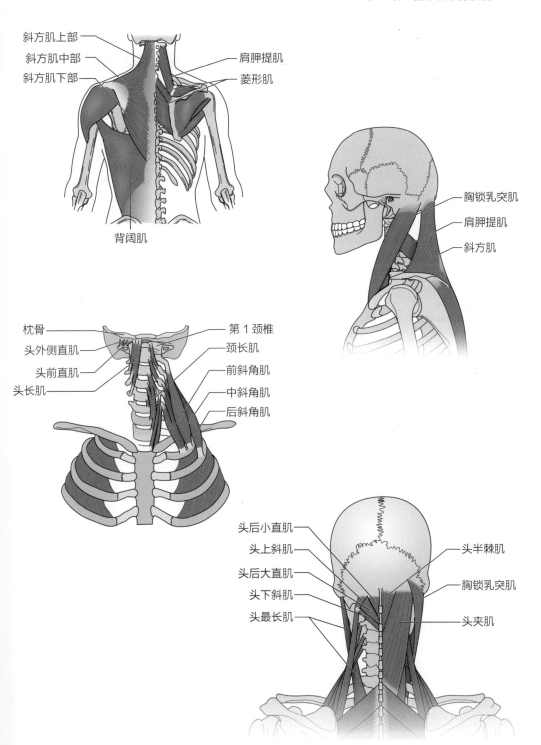

斜方肌上部
斜方肌中部
斜方肌下部
肩胛提肌
菱形肌
背阔肌

胸锁乳突肌
肩胛提肌
斜方肌

枕骨
头外侧直肌
头前直肌
头长肌
第 1 颈椎
颈长肌
前斜角肌
中斜角肌
后斜角肌

头后小直肌
头上斜肌
头后大直肌
头下斜肌
头最长肌
头半棘肌
胸锁乳突肌
头夹肌

图 4.14　颈部肌肉

表 4.2 颈部肌肉

肌肉	起点	止点	功能
肩胛提肌	第1颈椎至第4颈椎横突	肩胛内侧缘及肩胛上角	双侧：使头颈伸展，协助耸肩 单侧：协助肩胛下回旋及上提，协助颈部向同侧屈曲及回旋
头下斜肌	枢椎（C2）棘突	枢椎（C1）横突	使头部向同侧屈曲及回旋
头上斜肌	寰椎（C1）横突	枕骨侧面，上下项线之间	使头部伸展 使头部向同侧屈曲
头后大直肌	枢椎（C2）棘突	枕骨下项线，头后小直肌外侧	使头部伸展 使头部向同侧屈曲及回旋
头后小直肌	寰椎（C1）后弓结节	枕骨下项线，头后大直肌内侧	使头部伸展
前斜角肌	第3颈椎至第6颈椎横突前面	第1肋上面	使颈椎侧屈 协助颈部屈曲 吸气过程中提助
中斜角肌	第2颈椎至第7颈椎横突	第1肋上面，前斜角肌后面	使颈椎侧屈 吸气过程中提助
后斜角肌	第5颈椎至第7颈椎横突	第2肋上面，中斜角肌后侧	使颈椎侧屈 吸气过程中提助
胸锁乳突肌	胸骨部分：胸骨柄前面 锁骨部分：锁骨内1/3的前上方	颞骨乳突外侧面 枕骨上项线外侧半	双侧：使头颈部屈曲，特别是对抗重力 单侧：使头部向对侧回旋，协助其向同侧屈曲
斜方肌上部	枕骨 第7颈椎和全部胸椎棘突，项韧带	锁骨外1/3的后面	单侧：提肩，使头颈部侧屈 双侧：使头颈部伸展

功能评估

　　颈椎的运动包括 6 个方向：屈曲、伸展、左右侧屈和左右回旋（图 4.15）。这些动作组合起来可以产生多种不同的运动。此外，除了与颈部一同运动，头部可独立地在颈椎上进行屈曲、伸展、回旋和侧屈运动。

　　头部在颈上的关节活动度如下：

　　屈曲 = 10°　（下颌向颈部靠拢的动作）

　　伸展 = 25°　（向上看的动作）

　　回旋 = 45°

　　颈部的关节活动度如下（这些参考值包括前面列出的头部在颈上的关节活动度）：

　　屈曲 = 85°　（下颌靠近胸部的动作）

　　伸展 = 70°　（后伸头部和颈部的动作）

　　回旋 = 80°

　　侧屈 = 40°

　　头部和颈部的运动较其他关节的运动要更复杂。每个动作的完成都需要许多肌肉参与，很难把一块单独的肌肉孤立出来。因此，即使我们把拉伸的重点集中在 5 大主要的肌群（斜方肌上部、胸锁乳突肌、枕下肌、斜角肌和肩胛提肌）上，但促进同样运动的协同肌也会受到影响。

头部的关节活动度

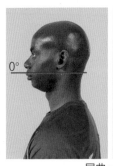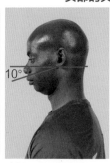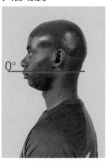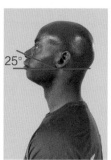

屈曲 =10°　　　　　　　　　　伸展 =25°

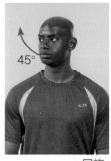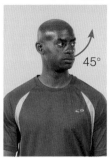

回旋 = 45°

颈部的关节活动度

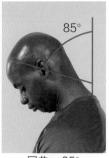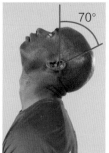

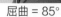屈曲 = 85°　　　伸展 = 70°

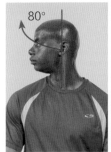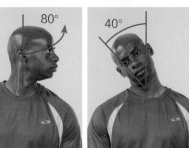

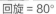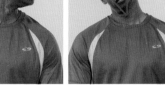回旋 = 80°　　　　　　　　　　侧屈 = 40°

图 4.15　颈部与头部的正常关节活动度

斜方肌上部的辅助拉伸法，仰卧在治疗台上

这种拉伸旨在改善颈椎回旋、屈曲以及肩部下沉的关节活动度。用于拉伸斜方肌左上部的最佳姿势是颈部屈曲、右侧屈、左回旋以及左肩下沉。在仰卧时，开始并保持这些姿势对于拉伸者而言非常困难，同时对于治疗师来说，如何正确地协助拉伸者保持这些姿势也同样具有挑战性。接下来我们将展示拉伸的特点，头部向右旋转，颈部屈曲（内收下颌），左肩下沉这样可以充分拉伸左侧的斜方肌上部。这个姿势对于拉伸者来说较为舒适，因为头部靠在治疗台上，同时让治疗师在轻松且舒适的条件下为拉伸者提供对抗肩部抬高和颈部伸展的阻力。这种姿势并不强调斜方肌上部回旋头颈部的功能。

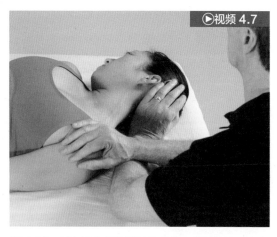

图 4.16　斜方肌上部的辅助拉伸法，仰卧在治疗台上

1. 拉伸者在治疗台上仰卧。搭档协助拉伸者头部在无痛范围内尽可能右旋，下颌向下尽可能贴胸。如果右肩对完成此动作有所妨碍，可指示拉伸者下沉右肩，使其远离头部，并再次收缩下颌。拉伸者也需下拉左肩远离头部。这一姿势可将左侧的斜方肌上部在无痛状态下最大限度地拉长。

2. 搭档将左手置于拉伸者的枕骨部，手指放在耳后方的头部，右手放在左肩上（图 4.16）。指导拉伸者开始慢慢推动搭档的双手，似乎要同时移动脑后部和左肩。此时，搭档施加相应的阻力与之对抗，使拉伸者左侧斜方肌上部等长收缩，维持该状态 6 秒。拉伸者头肩部需均匀用力，整个过程中保持正常呼吸。

3. 等长收缩后，指示拉伸者放松并吸气。放松时，搭档将拉伸者的头部保持在起始位置。

4. 呼气时，拉伸者以更大幅度右旋头部，尽可能收缩下颌（如果可以的话），并将其左肩更大幅度地下沉，这将进一步加大对斜方肌上部的拉伸。

5. 重述上述动作 2 ~ 3 次。

斜方肌上部的辅助拉伸法，仰卧位拉臂

这是一种替代的拉伸方式，更容易实施，但与之前那种拉伸方法相比，效果稍差一些。

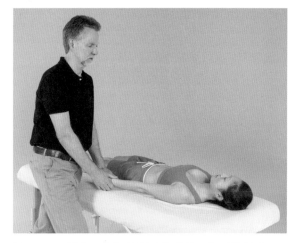

1. 拉伸者仰卧于治疗台上。搭档站在拉伸者的左侧，指示其将左臂尽可能向足部靠近，通过这样下压其左肩。搭档握住拉伸者的左手腕。这一起始姿势拉长了左侧斜方肌上部（图 4.17）。

2. 搭档指导拉伸者缓缓地耸起左肩，同时施加相应的阻力，防止其产生移动。使斜方肌上部等长收缩，维持该状态 6 秒。

图 4.17 斜方肌上部的辅助拉伸法，仰卧位拉臂

3. 搭档指示拉伸者放松并调整呼吸。呼气时，嘱其左臂再次尽力伸向足部，更深入地拉伸左侧斜方肌上部。拉伸者可以通过头部右旋来实现进一步的拉伸。

4. 重复上述动作 2 ~ 3 次。

斜方肌上部的辅助拉伸法，坐位

这种拉伸方法可以同时拉伸两侧的斜方肌上部。

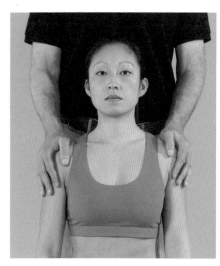

1. 拉伸者坐在直背椅或长凳上。搭档指示拉伸者挺直上身，保持脊柱处于拉长状态，手臂伸向地面，使斜方肌在无痛范围内被最大限度地拉长。

2. 搭档在拉伸者身后使用稳定的支撑姿势，双手放在其肩部外侧的上面（图 4.18）。

3. 搭档指导拉伸者缓缓地耸起双肩，同时施加阻力，防止其产生移动，使斜方肌上部等长收缩，维持该状态 6 秒。拉伸者保持正常呼吸。

4. 等长收缩之后，搭档指示拉伸者放松并吸气。呼气时，嘱其保持脊柱拉长状态，双臂再次尽力伸向地面，进一步拉伸斜方肌上部。

5. 重复上述动作 2 ~ 3 次。

图 4.18 斜方肌上部的辅助拉伸法，坐位

斜方肌上部的自我拉伸法，仰卧位

1. 这是一种简单的自我拉伸法。拉伸者仰卧，保持颈部伸长，头尽力转向右侧；下颌尽可能收紧，左肩尽力靠向足部。现在，将左臂压在身体下以固定左肩，右手从头顶绕过头部，使手指能够握住枕骨的基底部（图 4.19）。

2. 从起始位置开始，拉伸者试着将其左肩和头部相互靠拢，并用手施加相应的阻力与头部对抗，使斜方肌上部等长收缩，维持该状态 6 秒。

3. 左侧斜方肌上部等长收缩后，如果想要更大限度地拉伸左侧斜方肌上部，可通过进一步右旋头部、收紧下颌以及下沉左肩，使其远离头部等方式来实现。

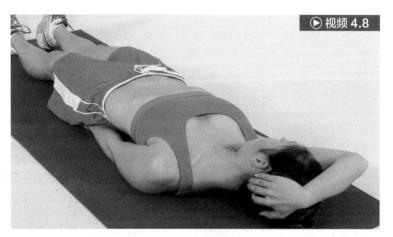

▶视频 4.8

图 4.19 斜方肌上部的自我拉伸法，仰卧位

胸锁乳突肌的辅助拉伸法，仰卧位

这种拉伸方法旨在改善头颈部的回旋。

1. 拉伸者仰卧于治疗台或地板的垫子上。在无痛状态下，保持颈部拉长，搭档指示其头部尽可能地左旋。这一起始姿势可以在无痛范围内最大限度地拉长左侧胸锁乳突肌。

2. 搭档用左手托住拉伸者靠在治疗台或垫子上的头部，把右手放在其右耳上方（图4.20）。然后指导拉伸者开始试图缓慢地右旋头部。注意，不要使头部离开治疗台或垫子。此时，搭档施加相应的阻力与之对抗，使拉伸者的胸锁乳突肌进行等长收缩，维持该状态6秒。拉伸者在整个过程中保持正常呼吸。

3. 等长收缩后，拉伸者放松并吸气。放松时，搭档应保持拉伸者的头部在起始位置。

4. 呼气时，为进一步加强对左侧胸锁乳突肌的拉伸，拉伸者可更大程度地左旋头部。

5. 重复上述动作2～3次。

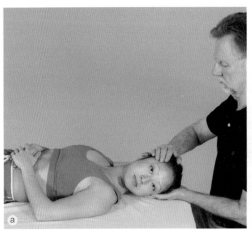 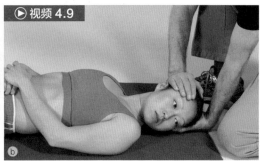

▶视频4.9

图4.20 胸锁乳突肌的辅助拉伸法，仰卧位。a. 在治疗台上操作；b. 在垫子上操作

胸锁乳突肌的辅助拉伸法，坐位

1. 拉伸者坐在椅子或长凳上。保持背部和颈部拉长，在无痛状态下尽可能左旋头部。这个起始姿势可以在无痛的情况下最大限度地拉伸左侧胸锁乳突肌。

2. 搭档使用稳定的站立姿势，将双手置于拉伸者两耳上方（图 4.21）。

3. 搭档指示拉伸者开始缓慢右旋头部，同时搭档给予相应的阻力与之对抗，使其胸锁乳突肌等长收缩，维持该状态 6 秒（参见图 4.21 中的等长收缩旋转箭头）。拉伸者全程保持正常呼吸。

4. 在胸锁乳突肌的等长收缩之后，拉伸者放松并吸气。放松并呼气时，可通过更大幅度的头部左旋来实现对左侧胸锁乳突肌的进一步拉伸。

5. 重复上述动作 2 ~ 3 次。

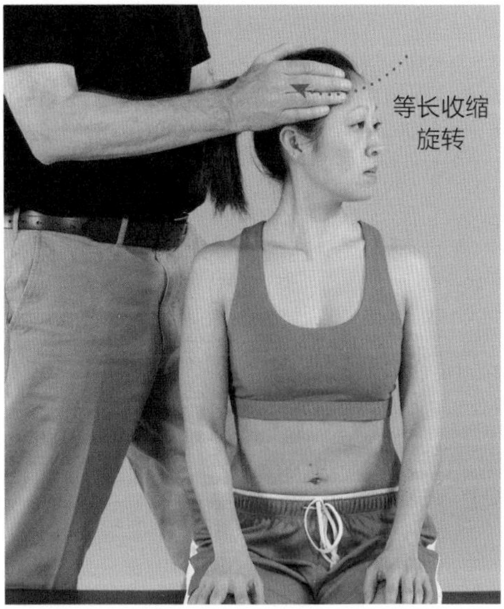

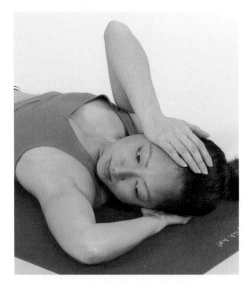

等长收缩旋转

图 4.21 胸锁乳突肌的辅助拉伸法，坐位

胸锁乳突肌的自我拉伸法，仰卧位

1. 拉伸者仰卧，头部尽可能向左回旋，保持颈部处于拉长状态。将一只手置于头下，另一只放在右耳上方（图 4.22）。

2. 从起始位置开始，拉伸者颈部肌肉发力缓慢地试图把头右旋，同时用手提供相应的阻力与之对抗，维持该等长收缩状态 6 秒。确保头部不要抬离地面或台面，右旋即可。

3. 在胸锁乳突肌的等长收缩之后，放松并调整呼吸，并可通过更大幅度的头部左旋实现进一步的拉伸。

图 4.22 胸锁乳突肌的自我拉伸法，仰卧位，保持头部在垫子上

斜角肌的辅助拉伸，仰卧位

这种拉伸方法旨在改善头颈部的侧屈。

1. 拉伸者仰卧。搭档指导其在无痛状态下尽可能将头颈部向右侧屈曲。为避免头部产生额外的旋转动作，搭档应注意让拉伸者在整个过程中鼻尖指向天花板的方向，即保持头部处于正立位。拉伸者同时下压左肩远离头部，以固定斜角肌在肋骨上的附着点。这个起始姿势可在无痛情况下最大限度地拉长左斜角肌。

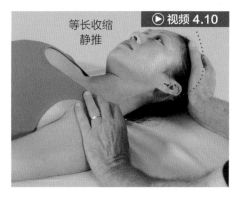

图 4.23 斜角肌的辅助拉伸法，仰卧位，头部无旋转动作

2. 搭档把右手放在拉伸者左耳上方，左手放在拉伸者左肩上，以固定其左肩（图 4.23）。指示拉伸者缓慢地用头推搭档的右手，试图将左耳靠近左肩。确保其头部没有额外的回旋动作产生。拉伸者肩部不能发力，因为搭档利用拉伸者静止的肩部来固定斜角肌远端的附着点，即肋骨（参见图 4.23 中的等长收缩静推箭头）。搭档提供相匹配的阻力与之对抗，使斜角肌等长收缩，维持该状态 6 秒。整个过程中拉伸者需保持正常呼吸。

3. 等长收缩后，拉伸者放松并吸气。放松时，搭档应将拉伸者的头部保持在起始位置。

4. 呼气时，拉伸者右耳尽可能向右肩靠近，注意保持鼻尖一直朝向天花板的方向。这将进一步加强对左侧斜角肌的拉伸。

5. 重复上述动作 2 ~ 3 次，然后帮助拉伸者重新固定头部，以完成右斜角肌的拉伸。

如果要更详细一些，拉伸者可通过头部的回旋孤立前、后斜角肌。具体练习如下：

- 左侧前斜角肌 – 颈部右侧屈，然后头部左旋 45°（图 4.24a）。从这个姿势开始，依次拉伸。
- 左侧后斜角肌 – 颈部右侧屈，然后头部右旋 45°（图 4.24b）。从这个姿势开始，依次拉伸。
- 右侧前斜角肌 – 颈部左侧屈，然后头部右旋 45°（图 4.24c）。从这个姿势开始，依次拉伸。
- 右侧后斜角肌 – 颈部左侧屈，然后头部左旋 45°（图 4.24d）。从这个姿势开始，依次拉伸。

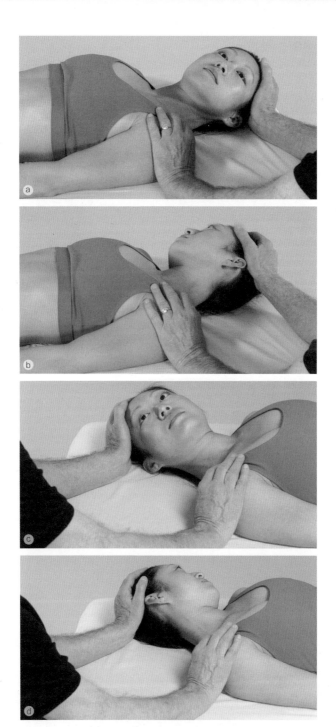

图 4.24 孤立斜角肌。a. 左侧前斜角肌；b. 左侧后斜角肌；c. 右侧前斜角肌；d. 右侧后斜角肌

斜角肌的辅助拉伸法，坐位

1. 拉伸者坐在直背椅或长凳上。保持背部和颈部处于拉长状态，在舒适且没有任何回旋的情况下，尽可能地向左侧屈曲头部。这是拉伸右斜角肌的起始姿势，可使右斜角肌在无痛范围内被最大限度地拉长。

2. 搭档使用稳定的站立姿势，将一只手放在其右肩上，一只手放在他的右耳上方（图 4.25）。

3. 指示拉伸者开始缓慢地将头部向右侧屈。搭档提供相应的阻力与之对抗，使右斜角肌等长收缩，维持该状态 6 秒（参见图 4.25 中的等长收缩静推箭头）。整个过程中拉伸者应保持正常呼吸。

4. 等长收缩后，指示拉伸者放松并吸气。放松和呼吸时，拉伸者将其头部向左侧屈曲，加强对右斜角肌的拉伸。

5. 重复上述动作 2 ~ 3 次。

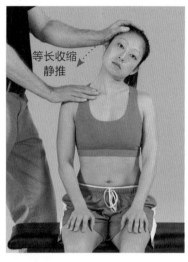

图 4.25 斜角肌的辅助拉伸法，坐位

斜角肌的自我拉伸法，仰卧位

1. 拉伸者仰卧，下压左肩，使其远离左耳，并把左臂压在身下以固定左肩部。鼻尖始终正对天花板，保持头部正立位（切勿回旋头部），颈部侧屈，使右耳尽可能靠近右肩。如果头部无法在地板上滑动，在移动过程中可能需要轻微地抬起头部。完成颈部侧屈后，将头部再次放在地板上。右臂向上移动，环绕头部，手指恰好在左耳上方（图 4.26）。

2. 从起始位置开始，试着让左耳向左肩靠拢，同时右手提供阻力，防止头部发生移动。在用力的过程中，头部切勿离开地板，鼻尖始终朝向天花板，保持头部正立位。左斜角肌等长收缩 6 秒。等长收缩后，放松，如果可以，右耳最大限度地向右肩靠拢。注意，要依靠颈部肌肉用力，而不是靠手拉。如果头部无法在地板上滑动，在移动过程中可能要轻微抬起头。

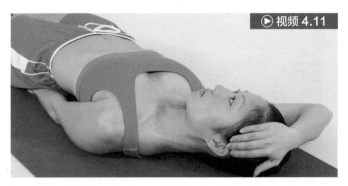

▶ 视频 4.11

图 4.26 斜角肌的自我拉伸法，仰卧位，用力过程中保持头部在垫子上

枕下肌的辅助拉伸法，仰卧位

这种拉伸方法旨在改善头部的屈曲并放松头部，使其在颈椎上更好地保持平衡。

1. 拉伸者仰卧于治疗台或地板的垫子上。搭档坐在其头侧，用手拖住拉伸者的头部，手指（而不是指尖）垫在拉伸者头下可以触及枕骨的位置。指示拉伸者收紧下颌，使其尽可能向喉部靠近。拉伸者应尽力拉长后颈部，而非试图将头靠向胸部。这是拉伸枕下肌的起始姿势，可在无痛范围内最大限度地拉长枕下肌（图 4.27）。

2. 搭档指导拉伸者将头部缓慢轻柔地后仰。拉伸者开始后仰时，拉伸者的枕骨可能会从搭档的手中滑脱。如果出现这种情况，应立即停止，然后重新开始。动作要缓慢，让搭档能与枕骨保持接触。搭档只要稍微施加力量，便可阻止拉伸者头部的移动，使枕下肌完成等长收缩。维持该状态 6 秒。整个过程拉伸者应保持正常呼吸。

3. 拉伸者放松并吸气。呼气时，再次收紧下颌，进一步加强对枕下肌的拉伸。

4. 重复上述动作 1 ~ 2 次。

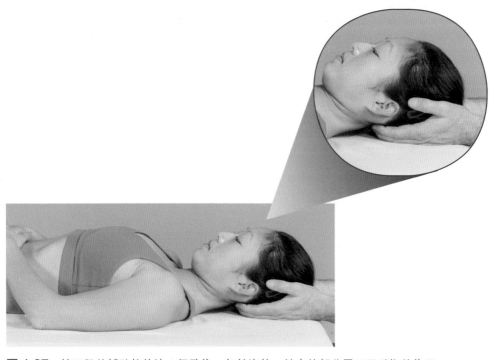

图 4.27 枕下肌的辅助拉伸法，仰卧位，起始姿势。放大的部分展示了手指的位置

枕下肌的自我拉伸法，仰卧位

1. 拉伸者仰卧，双手包绕置于头后，大拇指位于颅骨的基底部。收紧下颌，使其尽可能向喉咙靠近。注意，头部不能离开地面（图4.28）。

2. 从这个姿势开始，拉伸者头部轻柔地后仰，大拇指抵住颅骨的基底部与之对抗，防止头部移动，使枕下肌进行等长收缩6秒。然后放松并呼吸。呼气时，拉伸者可通过更大幅度地收缩下颌，进一步加强对枕下肌的拉伸。

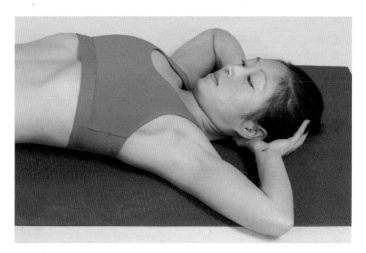

图4.28 枕下肌的自我拉伸法，仰卧位

肩胛提肌的辅助拉伸法，坐位

这种拉伸方法旨在改善头颈部屈曲，并协助保持肩胛骨处于正常位置。

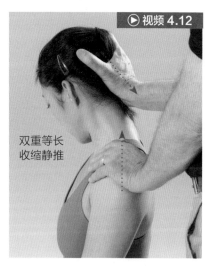

▶ 视频 4.12

双重等长
收缩静推

1. 拉伸者以舒适的姿势坐于直背椅或矮凳上，保持背部拉长。收缩下颌，使其尽可能向胸部靠近，然后头部右旋约 45°。搭档站在拉伸者身后，将一只手放在其头后部，另一只手置于其左肩胛骨上部。这是左侧肩胛提肌辅助拉伸的起始姿势，可最大幅度拉长左侧肩胛提肌（图 4.29）。
2. 搭档指导拉伸者开始缓慢抬起头部、颈部及左肩，同时施加相应的阻力与之对抗，使左肩胛提肌等长收缩，持续该状态 6 秒。整个过程中，拉伸者应注意确保头部和颈部一起后伸，而不只是头向后伸（参见图 4.29 中的等长收缩静推箭头）。

图 4.29 肩胛提肌的辅助拉伸法，坐位

3. 等长收缩后，拉伸者放松并调整呼吸。呼气时，拉伸者可通过更大幅度地收缩下颌，使其更靠近胸部，加强对左肩胛提肌的拉伸。
4. 重复上述动作 2 ~ 3 次。

肩胛提肌的自我拉伸法，坐位

1. 拉伸者以舒适的姿势坐于椅子上，保持脊柱拉长。将左肩胛骨下沉并保持。拉伸者收缩下颌使其尽可能向胸部靠近，然后下颌右旋约 45°。拉伸者将右手放在头顶，并轻轻下拉，直到感觉左侧肩胛提肌有拉伸感。拉伸者可能需要稍微调整一下头部的位置来找到拉伸感。整个过程中确保脊柱始终处于拉长状态（图 4.30）。
2. 从起始位置开始，拉伸者开始缓慢抬起头颈部，从而与自己施加的阻力相对抗，使左肩胛提肌等长收缩，维持该状态 6 秒。然后放松并调整呼吸。呼气时，拉伸者可通过更大幅度地收缩下颌，使其更靠近胸部，进一步加强对左肩胛提肌的拉伸。
3. 重复上述动作 2 ~ 3 次。

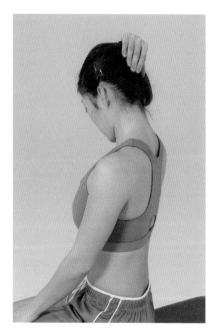

图 4.30 肩胛提肌的自我拉伸法，坐位

第 5 章

下肢拉伸

对于大多数运动来说，髋部及下肢的柔韧性对于取得好成绩十分关键。如果某块肌肉长期处于缩短状态，那么在其收缩时，就不能发挥全部的力量。此外，一块长期缩短的肌肉会对活动范围造成限制。从田径运动员的步态分析中我们可以看出，短而紧的腘绳肌会导致股四头肌需要用更大的力量完成一个完整的步幅。因为在该过程中，股四头肌需持续收缩以对抗腘绳肌的内在阻力。这种额外的工作让两组肌群都极易疲劳，为运动表现下降和伤病埋下了隐患。

本章介绍的拉伸方法不仅有助于提高髋部和下肢主要肌肉的柔韧性，对于提高运动员的运动表现也大有裨益，并且让你在日常活动中也更舒适。

髋伸肌：腘绳肌和臀大肌

解剖结构

长期缩短的腘绳肌会导致下背部疼痛、膝关节疼痛和双侧下肢长度存在差异。此外，它还会限制步行或奔跑中的步长、导致股四头肌过度疲劳和肌腱炎等损伤。腘绳肌肌腱炎是一种会引起疼痛的炎症，它发生于腘绳肌在大腿后侧顶部坐骨（坐骨结节）的附着点处。这通常是过度使用的结果，是长跑者常见的运动损伤。典型的症状包括附着点疼痛，并常伴有沿着腘绳肌的疼痛。膝关节屈曲和髋关节伸展运动会使疼痛加剧。也可能在髋关节和膝关节一段时间不活动之后（如清早起床时），感到其僵硬和酸痛。与大多数过度使用损伤一样，症状在几个月的时间内逐渐出现。这种症状的慢性病例通常会在没有炎症的情况下发生肌腱退行性改变，被归为腘绳肌肌腱病。治疗建议包括休息、冰敷和拉伸腘绳肌，以减少肌腱上的张力。其他治疗方法包括按摩治疗、活动期间在大腿周围佩戴加压带或支架。此外，在无疼痛时可加强腘绳肌的力量。

臀大肌是一块强有力的髋伸肌（图 5.1，表 5.1）。如果存在肌张力增高（过度紧张），力量减弱，或由损伤、过度使用、缺乏锻炼等造成的功能障碍等问题，下背部往往会疼痛。例如，正常髋关节伸展时，肌肉的收缩顺序是臀大肌收缩、股二头肌协助，紧接着下背部肌肉收缩（帮助稳定腰椎）。如果正常的肌肉收缩顺序发生变化，改为竖脊肌先收缩，然后是臀大肌和腘绳肌，会使腰椎承受过多压力，如此一来下背痛便极易发生。

功能评估

检查关节活动度。在膝关节伸直状态下，髋关节能屈曲90°是最理想的状态（图 5.2a）。如果其无法屈曲90°，就要对腘绳肌进行易化拉伸。在膝关节也屈曲的情况下，髋关节应能屈曲约 120°（图 5.2b）。如果膝关节屈曲时髋关节屈曲的范围有限，则需要集中拉伸臀大肌。

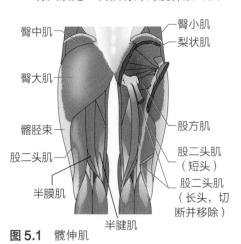

图 5.1　髋伸肌

（标注：臀中肌、臀大肌、髂胫束、股二头肌、半膜肌、半腱肌、臀小肌、梨状肌、股方肌、股二头肌（短头）、股二头肌（长头，切断并移除））

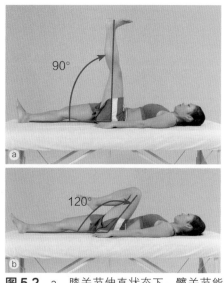

图 5.2　a. 膝关节伸直状态下，髋关节能屈曲 90° 是最理想的状态；b. 膝关节屈曲状态下，髋关节应能屈曲约 120°

表 5.1　髋伸肌

肌肉	起点	止点	功能
股二头肌	长头：坐骨结节 短头：股骨粗线	腓骨头	长头：伸展髋关节 两头：屈曲膝关节，屈膝状态下外旋小腿
臀大肌	后侧髂骨内 1/3，髂嵴的后下方，骶骨、尾骨和骶骨结节韧带的外侧	髂胫束后侧及股骨的臀肌粗隆	强力伸展处于屈曲状态的髋关节 下部肌纤维协助外旋股骨
半膜肌，半腱肌	坐骨结节	半膜肌：胫骨内侧髁内侧面 半腱肌：近端胫骨干前方	伸展髋关节 屈曲膝关节 屈膝状态下外旋小腿

腘绳肌的辅助拉伸法，仰卧位直腿

对于增加髋关节屈曲来说，这是一种有效且全面的腘绳肌拉伸。拉伸过程中，最常见的代偿动作是拉伸者将髋部抬离地面。这时拉伸者通常都会无意识地通过募集更有力量的臀大肌来补偿力量不足的腘绳肌。所以，为确保腘绳肌被孤立出来，搭档需要确保拉伸者两侧髋部始终平放在治疗台或垫子上。

1. 拉伸者仰卧于治疗台或垫子上，右腿尽可能抬高，同时保持膝关节处于伸直状态。通常情况下，拉伸者抬高下肢时通常会屈曲膝关节，因为这样会使髋部更大幅度地屈曲，但这会给搭档测量拉伸者的实际屈曲程度造成误差。搭档要提醒拉伸者，在抬起下肢时，一定要保持膝关节伸直。在不引起疼痛的情况下最大限度地拉伸右腿的腘绳肌。

2. 搭档使用稳定的站立姿势，为拉伸者腘绳肌的等长收缩提供阻力（参见图 5.3 中的握持箭头）。整个过程中，拉伸者必须保持其整个髋部都平放在台面上。搭档需要提醒拉伸者留意自己的身体感觉，直到其能够在进行拉伸前正确地保持髋部稳定。拉伸者可以将左膝关节屈曲，把左足平放在台面上，而不是让左腿伸直，这个姿势对于一些人来说可能会更舒适。

3. 搭档指导拉伸者在保持膝关节伸直的情况下，开始慢慢地尝试将足跟向台面方向下压，使腘绳肌等长收缩，维持该状态 6 秒。（搭档口令："把膝盖锁死，向我的方向用力推，就像你试图将足跟放在治疗台上一样。"）参见图 5.3 中的等长收缩静推箭头。

4. 等长收缩后，拉伸者放松并深吸气。在此期间搭档保持膝关节在起始位置。

5. 深呼气时，拉伸者收缩髋屈肌（股四头肌和髂腰肌），把腿抬得更高，并保持膝关节伸直，这会加深对腘绳肌的拉伸。拉伸者抬得更高时，注意提醒其保持膝关节伸直。

6. 搭档根据拉伸者下肢更大的拉伸幅度移到新的位置，并再次提供阻力。

7. 重复上述动作 2 ~ 3 次。

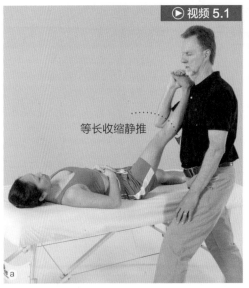
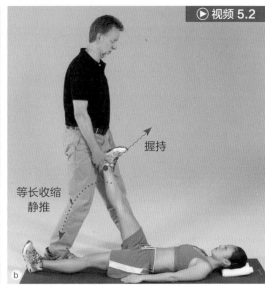

等长收缩静推

握持

等长收缩
静推

图 5.3 腘绳肌的辅助拉伸法，仰卧位直腿。a. 在治疗台上操作；b. 在垫子上操作

腘绳肌的辅助拉伸法，仰卧位屈膝

这种拉伸方法对于腘绳肌长度较短的人来说更为适用。一旦腘绳肌的柔韧性提高，我们就可以使用前文所述的直腿拉伸方法进行拉伸了。相比直腿拉伸，屈膝位的拉伸更加强调腘绳肌远端的等长收缩，因此可作为辅助手段用于这个部位的软组织治疗。

1. 拉伸者仰卧于治疗台或地板上的垫子上，抬起下肢，屈膝状态下髋关节屈曲至 90°。

2. 拉伸者在无痛的情况下尽可能伸直膝关节，并将大腿保持在垂直位置。始终遵循无痛原则，最大限度地拉伸腘绳肌（图 5.4a 和图 5.4e）。

3. 搭档使用稳定的站立姿势，为拉伸者腘绳肌的等长收缩提供相应的阻力。整个过程拉伸者必须保持其整个髋部都平放在治疗台面或垫子上。搭档需要提醒拉伸者留意自己的身体感觉，使其在做拉伸的准备工作时能够正确地保持髋部稳定。

4. 搭档指导拉伸者开始慢慢地尝试将其足跟向臀部推压，同时搭档给予相应的对抗，使腘绳肌等长收缩，维持该状态 6 秒。（搭档口令："大腿不要动，试着弯曲膝盖并将足跟推向臀部方向。"）参见图 5.4a 和图 5.4e 中的等长收缩静推箭头。

5. 等长收缩后，拉伸者放松并深吸气。在此期间，搭档将拉伸者的膝关节保持在起始位置。

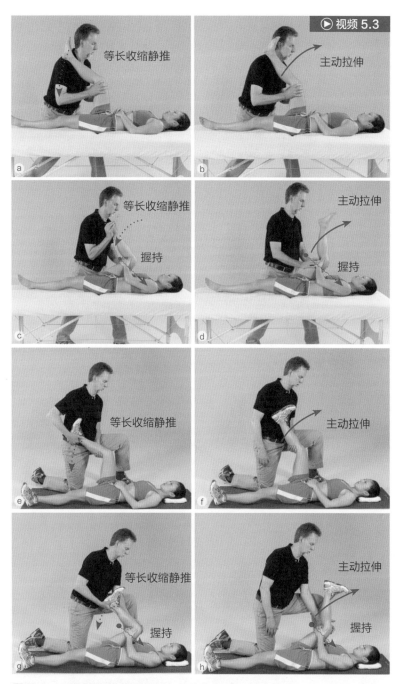

图 5.4 腘绳肌的辅助拉伸法，仰卧位屈膝（第 1 部分）：a. 在治疗台上操作；e. 在瑜伽垫上操作；b 和 f. 拉伸者在无搭档协助的情况下主动加大拉伸程度。腘绳肌的辅助拉伸法，仰卧位屈膝（第 2 部分）：c. 在治疗台上操作；g. 在瑜伽垫上操作；d 和 h. 拉伸者在无搭档协助的情况下主动在屈膝状态下拉伸腘绳肌

6. 呼气时，拉伸者收缩股四头肌，使膝关节伸得更直，这会加深对腘绳肌的拉伸。拉伸者伸直膝关节时，轻轻地扶住大腿，保持大腿与地面垂直（参见图 5.4b 和图 5.4f 中的主动拉伸箭头）。

7. 重复上述拉伸姿势，如果愿意，可以提高至下一难度级别。

8. 搭档指导拉伸者将双手置于其弯曲的膝关节后方，在舒适的状态下尽可能将膝盖贴近胸部，并全程保持该状态。

9. 接下来，在保证无痛和膝部贴近胸部的情况下，指导拉伸者尽可能地伸直膝关节。再次在无痛的前提下最大限度地拉伸腘绳肌（图 5.4c 和图 5.4g）。

10. 搭档应调整自己的位置和姿势，以便能够提供与腘绳肌等长收缩相应的阻力。

11. 搭档指导拉伸者开始慢慢地试图屈曲膝关节，似乎要将足跟压向臀部，使腘绳肌等长收缩，维持该状态 6 秒。（"保持大腿靠近胸部的姿势，并尝试通过将足跟压向臀部来屈曲膝关节。"）参见图 5.4 中的箭头。

12. 等长收缩后，拉伸者放松并深吸气。在这个过程中，搭档需将腿保持在起始位置。

13. 呼气时，拉伸者会收缩股四头肌来尽可能伸直膝关节。这种方式加深了对腘绳肌的拉伸（图 5.4d 和图 5.4h）。

腘绳肌的自我拉伸法，仰卧位，使用弹力带

　　自我拉伸与辅助拉伸在步骤顺序上是相同的，不同的是，自我拉伸是在没有搭档的情况下用毛巾、弹力带或直立物体（如门柱）等来代替搭档的协助作用。

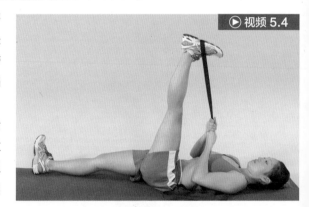

▶ 视频 5.4

图 5.5　腘绳肌的自我拉伸法，仰卧位，使用弹力带

1. 拉伸者仰卧，左下肢尽可能抬高，保持膝关节伸直。整个过程中要将两侧髋部平放在地板上，切勿离开。拉伸者可以屈曲右膝，将右足平放在垫子上，这种姿势更为舒适。将一条毛巾或弹力带放在足弓或靠近足跟的部分，为腘绳肌的收缩提供阻力（图 5.5）。我们只是用弹力带取代了搭档。

2. 拉伸者开始缓慢地把足跟推向地板方向，使腘绳肌等长收缩，维持该状态 6 秒。等长收缩后，放松并深吸气。在这个过程中，将腿保持在起始位置。

3. 呼气时，收缩髋屈肌（股四头肌和髂腰肌），把腿举得更高，保持左膝关节处于伸直状态。这样会进一步加深对腘绳肌的拉伸。注意，这时不要借助弹力带来加深拉伸。

4. 重复上述动作 2 ~ 3 次。

腘绳肌的自我拉伸法，站立位

1. 拉伸者站立，右下肢和右足向前方自然伸出，足跟着地（足趾翘起），从髋关节开始向前倾斜（不要塌腰），直至感觉到右侧腘绳肌有拉伸感（图 5.6a）。

2. 从起始位置开始，试图将右足跟向后拖，此时地板提供了相应的阻力。腘绳肌等长收缩，维持该状态 6 秒后，放松并深吸气，同时保持腿在起始位置。

3. 呼气时拉伸者向前倾，直至再次感觉到右侧腘绳肌产生拉伸感（图 5.6b）。

4. 重复上述动作 2 ~ 3 次。

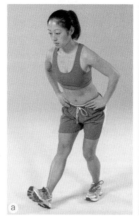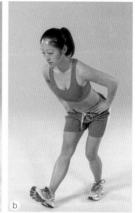

图 5.6 腘绳肌的自我拉伸法，站立位。a. 起始姿势；b. 加强拉伸

臀大肌的辅助拉伸法，仰卧位

臀大肌是髋部一块强有力的肌肉，常因与髂腰肌协同收缩而过度疲劳。本文介绍的拉伸方法有助于保持正常的臀大肌张力。

1. 拉伸者仰卧于治疗台或者地板的垫子上。右腿抬高，膝关节屈曲，并使其尽可能向胸部靠近。两侧髋部平放于治疗台或者垫子上，以确保拉伸者在拉伸肌肉而非仅仅转动骨盆。搭档协助拉伸者被动地将大腿移向胸部，直至拉伸者感到臀大肌有明显的拉伸感，或实现无痛状态下的最大活动范围。一些拉伸者在将腿部向胸部贴近时，髋部前方会感觉到刺痛。为消除这种疼痛感，此时可用手在屈曲的膝关节附近抱住大腿，先把大腿向天花板方向拉，再向胸部靠近。

2. 搭档使用稳定的站立姿势，为了避免增加膝关节的压力，应将右手置于大腿后侧靠近膝关节处（图 5.7）。

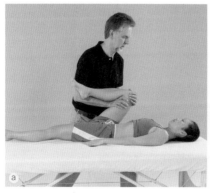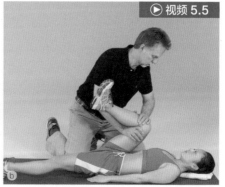

▶ 视频 5.5

图 5.7 臀大肌的辅助拉伸法，仰卧位。a. 在治疗台上操作；b. 在垫子上操作

3. 搭档的手缓慢将拉伸者的腿向治疗台面或垫子平面方向推压，同时指导拉伸者对抗你的力。（搭档口令："对抗我的阻力，就像要把大腿放回到台面上一样。"）维持臀大肌等长收缩的姿势，持续 6 秒。

4. 等长收缩后，放松并深吸气。在这个过程中，搭档将腿保持在这个起始姿势。

5. 呼气时，搭档继续将拉伸者的腿推向胸部，进一步加深对臀大肌的拉伸。

6. 重复上述动作 2 ~ 3 次。

臀大肌的自我拉伸法，仰卧位

1. 拉伸者仰卧于治疗台或者地板的垫子上。在舒适的情况下，抬左膝并尽可能使其向胸部靠近，两侧髋部平放于治疗台或者垫子上，切勿离开。可以把手放在膝关节后方，拉住大腿，向身体的方向移动，直至感觉到臀大肌有拉伸感（图 5.8）。

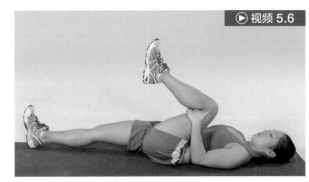

▶ 视频 5.6

图 5.8 臀大肌的自我拉伸法，仰卧法

2. 从起始位置开始，双手试图要把大腿压向治疗台面或垫子，同时，臀部发力对抗你手的力量。臀大肌等长收缩，维持该状态 6 秒，完成后放松并深吸气。在此过程中，将腿保持在这个起始姿势。

3. 呼气时，拉伸者把大腿进一步向胸部靠近，加深对臀大肌的拉伸。

4. 重复上述动作 2 ~ 3 次。

髋屈肌：腰肌

解剖结构

腰肌是主要的髋屈肌（图 5.9，表 5.2）。由于腰肌沿腰椎附着，所以会影响腰椎的曲度。一侧腰肌过紧会引起曲度增加，导致脊柱前凸和下背部疼痛。然而，有时一侧过紧的腰肌也会使腰椎曲度变平，同样可能导致下背部疼痛。这个观点看似矛盾，欲知详情，请参见汤姆·迈尔斯（Tom Myers；1998）的文章"姿态：腰肌 - 梨状肌的平衡"。

功能评估

检查髋关节的活动度及腰肌和股四头肌的紧张度。

- **髋关节活动度。**屈曲角度（120°）正常可允许拉伸者将屈曲的膝关节贴近胸部（图 5.10a）。正常的伸展角度约为 30°（图 5.10b）。
- **改良托马斯（Thomas）测试。**这个试验用于检查腰肌或股四头肌（或两者）的紧张度。拉伸者仰卧，小腿悬于治疗台下，然后将右大腿抬起，膝关节贴近胸部。观察拉伸者的

左大腿是否能平放在治疗台上。该方法可用于评估左侧股四头肌（特别是股直肌）和阔筋膜张肌是否处于紧张状态（图 5.11a）。如果拉伸者的左大腿离开治疗台面（图 5.11b），则表明左侧髂腰肌紧张。用另一条腿重复该测试。同侧股四头肌和髂腰肌肌张力过高的情况十分常见。如果股四头肌过于紧张，请对股四头肌进行易化拉伸。如果髂腰肌过于紧张，请对髂腰肌进行易化拉伸。

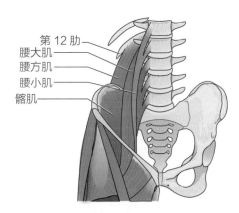

第 12 肋
腰大肌
腰方肌
腰小肌
髂肌

图 5.9 髋屈肌

表 5.2 髋屈肌

肌肉	起点	止点	功能
髂腰肌	腰肌：腰椎前面 髂肌：髂骨内侧面	股骨小转子	屈曲和外旋髋关节 对于是否能外展或内收髋关节，专家意见不统一

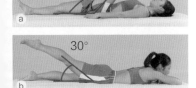

图 5.10 a. 髋关节屈曲的正常关节活动度；b. 髋关节伸展的正常关节活动度

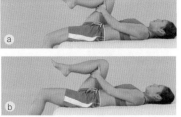

图 5.11 用于评估腰肌和股四头肌紧张度的改良托马斯测试。拉伸者屈曲右侧髋关节和膝关节，将膝关节向胸部方向拉近。a. 如果左大腿伸展，则表明左侧股四头肌和（有可能）阔筋膜张肌紧张；b. 如果左大腿离开治疗台面，则表明左侧髂腰肌紧张

拉伸技术：髋屈肌

腰肌的辅助拉伸法，俯卧位

这种拉伸方法旨在改善髋关节的伸展。拉伸者必须在整个拉伸过程中保持两侧髋部平直贴于治疗台面或垫子上。因为拉伸者会有一个很强的代偿趋势，通过抬高髋部以达到更大的活动范围。搭档需要协助拉伸者维持正确的姿势，使其能在拉伸前正确稳定髋部。

1. 拉伸者俯卧于治疗台或地板的垫子上。如果在此体位下拉伸者感到任何下背部不适，可在髋关节下面放一个枕头，以便缓解下背部压力。另一种方法是，搭档指导拉伸者收缩腹部肌肉（骨盆后倾）使下背部更平直，这样也能够有效消除下背部不适。

2. 拉伸者在膝关节屈曲的状态下，通过髋伸肌（臀肌和腘绳肌）使腿尽可能高地抬离平面，这样使腰肌拉伸到极限。记住，髋关节正常伸展的角度只有30°。如果拉伸者的伸髋角度大于30°，留意拉伸者下背部的代偿情况。

3. 搭档站立，手扶在拉伸者大腿前侧靠近膝关节的位置，为腰肌进行等长收缩提供相应的阻力（图5.12a）。搭档也可以通过抓住拉伸者的左踝来提供阻力（图5.12b）。

4. 搭档指导拉伸者开始缓慢地向台面（垫子面）拉动大腿，使腰肌等长收缩，维持该状态6秒。拉伸者不要伸展膝关节。拉伸者腰肌收缩时，臀肌应当放松。事实上，臀肌经常随着腰肌一起收缩，这是一种无效的运动模式，在此我们并不提倡。搭档可协助拉伸者减少这种模式的发生：在等长收缩前，搭档用手短暂地托住拉伸者的腿部，使其臀肌放松。几次后，拉伸者就能自主地完成这些动作了。

5. 等长收缩后，拉伸者放松并深吸气。在这个过程中，搭档将腿保持在起始位置。

6. 呼气时，拉伸者再次收缩髋伸肌，使腿部上抬到更高的位置，以此让腰肌得到进一步的拉伸。这个过程中，确保拉伸者的两侧髋部不要脱离治疗台面或垫子。

7. 重复上述动作2~3次。

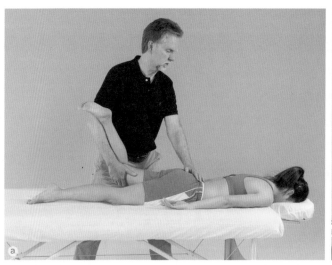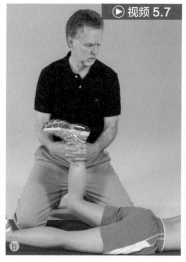

▶视频 5.7

图 5.12 腰肌的辅助拉伸法，俯卧位。a. 托住拉伸者的大腿；b. 抓住拉伸者左踝

腰肌的自我拉伸法，站立位或跪位

对一种广泛应用的站立位拉伸方法进行略微调整后，可以转化成一种腰肌的易化拉伸方法。

1. 拉伸者站立，右腿在前，左腿在后，保持躯干直立。

2. 左足需保持平贴于地面，右足向前呈弓步，对左侧腰肌进行拉伸。髋部前推时右膝关节屈曲。此时，拉伸者应该能够感觉到左侧大腿前有强烈的拉伸感（图 5.13a）。

3. 通过保持左足固定在地面，并将左腿前推，使腰肌进行等长收缩。放松臀肌，以免不必要的协同收缩模式。维持该等长收缩状态 6 秒，然后放松。

4. 拉伸者可以再次前推左侧髋关节，以实现对腰肌的进一步拉伸。注意，下背部需始终保持平直。

5. 如果小腿肌肉太过紧张，拉伸者进行站立位拉伸时会在小腿处有明显的拉伸感，而不是在腰肌处。在这种情况下，拉伸者可以用跪姿进行腰肌拉伸（图 5.13b）。

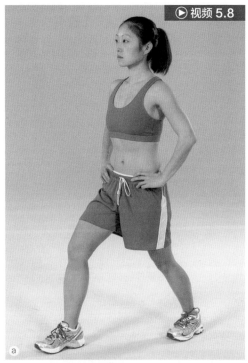

▶ 视频 5.8

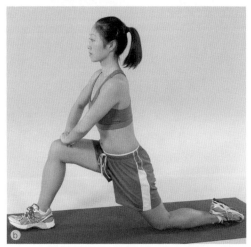

图 5.13 腰肌的自我拉伸法。a. 站立位；b. 跪位。保持下背部平直，专注于左腿大腿前侧拉伸的感觉

髋外旋肌：梨状肌

解剖结构

梨状肌是6块深层髋外旋肌之一（图5.14，表5.3），这几块肌肉均止于股骨大转子。当这些肌肉张力过高时，会产生"外八字"步态（这种情况在舞蹈演员中较为多见），从而使髋关节内旋受到限制。拉伸梨状肌时也会拉伸到其他外旋肌。虽然梨状肌常被认为是髋外旋肌之一，但其更重要的角色是起稳定脊柱作用的姿态肌（因为其附着于骶骨之上），与腰肌一起保持骨盆的平衡（Myers，1998）。

髋外旋肌（包括梨状肌）的紧张是坐骨神经痛的常见原因。坐骨神经离开髂骨的坐骨切迹前，穿过髋外旋肌，到达大腿后侧（图5.14）。这些肌肉张力增高时，会挤压坐骨神经，引起不适和疼痛。可以通过明确疼痛从哪里开始，把这类臀部疼痛（梨状肌综合征）与真正的坐骨神经痛区别开来。如果放射痛

和烧灼痛起源于腰椎，穿过臀部向下到下肢，则引起疼痛的为梨状肌综合征，可通过按摩及拉伸有效缓解。双侧下肢长度的不同也是导致梨状肌综合征的原因。

在跑步和行走中，莫顿足（Morton's foot）和足部过度旋前会导致髋关节过度内旋和内收，引起梨状肌为对抗内旋而过度收缩。这会使肌肉长期处于离心收缩的状态，即所谓的"锁定延长"。

功能评估

由于梨状肌是一块重要的姿态肌，所以检查下背痛成因时，常常要考虑是否与梨状肌有关。拉伸者赤足站立，检查其髂嵴位置、髂前上棘（ASIS）和髂后上棘（PSIS）。还要注意，一侧的髂后上棘与另一侧相比是否靠前。这些部位的不平衡在梨状肌综合征中十分常见。要求拉伸者仰卧，治疗师比较其双侧下肢外旋的程度。若过度外旋（45°或更大），则表明该侧的梨状肌缩短（图5.15）。

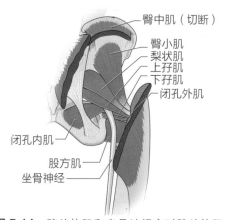

臀中肌（切断）
臀小肌
梨状肌
上孖肌
下孖肌
闭孔外肌
闭孔内肌
股方肌
坐骨神经

图5.14 髋外旋肌和坐骨神经穿过髋外旋肌的路径

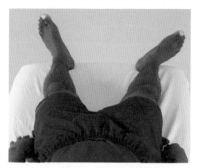

图5.15 下肢外旋。外旋超过45°则表明该侧的梨状肌缩短

表5.3 髋外旋肌

肌肉	起点	止点	功能
梨状肌	骶骨前面	股骨大转子上面	外旋髋关节 协助髋关节外展，尤其是在髋关节屈曲时 髋关节过度屈曲时，可以起到髋内旋肌的作用 有助于髋关节的稳定

梨状肌的辅助拉伸法，仰卧位

这种拉伸方法旨在改善股骨的内旋功能。使用该技术时，以哪种姿势为起始姿势可能要多试验几次，因为出现拉伸感的位置可能会存在个体差异。

1. 拉伸者仰卧于治疗台或垫子上。左髋关节和膝关节均向右肩方向屈曲90°；右腿平放在平面上。确保拉伸者保持其骶骨不脱离台面，这样才能固定住梨状肌的起点。接下来，拉伸者在保持髋关节屈曲的同时使左足靠近右肩，即髋关节外旋。

2. 搭档使用稳定的站立姿势，一只手放在拉伸者的膝关节外侧，另一只手放在其踝关节外侧，帮助其找到开始拉伸梨状肌时的下肢位置（图5.16）。确保拉伸者的骶骨不要脱离台面或垫子。

3. 从起始位置开始，搭档指导拉伸者开始慢慢地将腿推向搭档双手的方向（搭档应当给予膝和踝关节相同的力），使梨状肌等长收缩，维持该状态6秒。

4. 等长收缩后，拉伸者放松并深吸气。在其放松过程中，搭档应保持腿处于起始位置。

5. 呼气时再次收缩髋关节屈肌和内收肌群，实现对梨状肌的进一步拉伸。搭档可以稍微施以推力，帮助拉伸者进行髋关节的屈曲和内收，然后通过增加一些髋关节的外旋来加强拉伸的程度。

6. 重复上述动作2～3次。

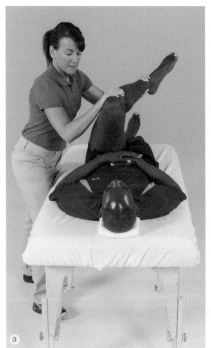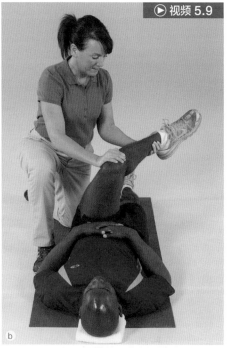

▶视频5.9

图5.16 梨状肌的辅助拉伸法，仰卧位。a. 在治疗台上操作；b. 在垫子上操作

梨状肌的辅助拉伸法，俯卧位

这是增加梨状肌长度的另一种方法。一些拉伸者认为这种拉伸姿势可以带来更为强烈的拉伸感，但另一些人还是对前文所述的仰卧位拉伸法更为偏爱。

1. 拉伸者俯卧于治疗台或地板的垫子上。将左膝屈曲至约 90°，大腿内旋（将腿向远离身体中线的地板方向旋转），同时保证两侧髋部平放在台面或垫子上。这个姿势可使梨状肌拉伸到极限。

2. 搭档在拉伸者左侧站立，右手放在拉伸者的足踝或踝关节内侧，左手轻轻地靠在她的骶骨上（图 5.17）。

3. 搭档试图将拉伸者的腿往远离身体中线地地板方向压，同时指导拉伸者开始慢慢地与其右手的阻力对抗（参见图 5.17 中的等长收缩静推箭头）。此时，梨状肌进行等长收缩，维持该状态 6 秒。在等长收缩过程中，应确保膝关节内侧无痛。如果拉伸者感觉膝关节内侧有痛感，搭档应调整左手的位置来扶持膝关节内侧。如果这种方式仍不能使疼痛消失，选择另一种拉伸方法来拉伸梨状肌。

4. 等长收缩后，拉伸者放松并深吸气。在其放松过程中，搭档应保持腿处于起始位置。

5. 呼气时，拉伸者再次内旋髋关节，使小腿更靠近地面，进一步加深对梨状肌的拉伸。

6. 重复上述动作 2 ~ 3 次。

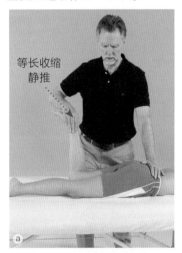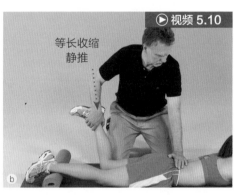

图 5.17 梨状肌的辅助拉伸法，俯卧位。a. 在治疗台上操作；b. 在垫子上操作

梨状肌的自我拉伸法，仰卧位

1. 拉伸者仰卧，左腿放在垫子上休息，同时将右膝屈曲至约 90°，然后将膝关节向左肩方向抬高（图 5.18a）。拉伸者应略微调整下肢的位置使右臀深部有轻微拉伸感。尝试通过把踝关节拉得更近来增加一些大腿的旋转。拉伸者应保持骨盆始终不脱离垫子。许多人做这个动作时，因拉伸过度而感到疼痛。拉伸全程应始终处于"感觉舒适"的范围内，不应有不适感。

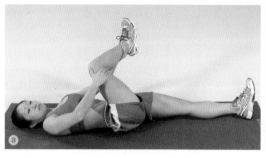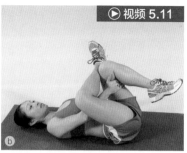

▶ 视频 5.11

图 5.18　梨状肌的自我拉伸法，仰卧位。a. 起始姿势；b. 替代起始姿势

2. 从起始位置开始，拉伸者抓住右下肢的踝关节和膝关节，感受臀部深处肌肉发力，使腿向右下方推压，对抗双手。这是一种等长收缩动作，所以下肢不应产生任何位移。正常呼吸，保持该状态 6 秒，然后放松。

3. 通过将右膝和大腿向左肩进一步贴近来进行拉伸，尽可能使用腿部肌肉来做到这一点，手臂只能在拉伸幅度的末端处发力，通过拉近踝关节来增加一点轻微的旋转。记住，拉伸动作最好停止在感觉舒适范围的临界点。

4. 还有另一种起始姿势可供选择：拉伸者将右踝搭放在左膝上，然后抬左膝，将其向左肩方向移动，骨盆应始终贴在地板或垫子上。用这个动作对右侧梨状肌进行拉伸时，双手可抓住左大腿后方靠近膝关节处（图 5.18b）。

5. 右腿向远方推压，用左膝抵抗运动。记住，这是一种等长收缩动作，所以不要让右腿发生任何位移。持续推压 6 秒，然后放松。

6. 拉伸者将右膝和大腿向左肩进一步贴近进行拉伸，尽可能使用腿部肌肉来做到这一点，手臂只能在拉伸幅度的末端处发力。记住，拉伸动作最好停止在感觉舒适范围的临界点。

梨状肌的自我拉伸法，坐位

1. 拉伸者坐在长凳的边缘，把左踝搭在右膝上。保持脊柱处于伸直状态，躯干从髋关节处向前倾（不要塌腰），直至感觉到左侧臀部深处肌肉有拉伸感（图 5.19）。很多人在做这个动作时都会感到疼痛，这是过度拉伸导致的。拉伸动作应该停留在"感觉舒适"的范围内，不要让自己有任何不适感。

2. 从起始位置开始，拉伸者向右大腿方向推压左踝，使梨状肌等长收缩，维持该状态 6 秒。此时，用左手推压左膝内侧感觉会更好一些。等长收缩后，放松并深吸气。

3. 呼气时，继续向前屈体可使梨状肌的拉伸程度得到进一步加强。重复上述动作 2～3 次。

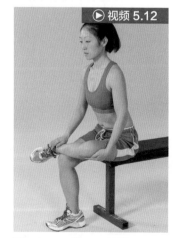

▶ 视频 5.12

图 5.19　梨状肌的自我拉伸法，坐位

髋内旋肌

解剖结构

　　髋内旋肌包括臀中肌、臀小肌和阔筋膜张肌，以及起到辅助作用的短收肌、长收肌和大收肌的上部（图 5.20，表 5.4）。

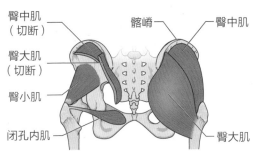

- 臀中肌（切断）
- 臀大肌（切断）
- 臀小肌
- 闭孔内肌
- 髂嵴
- 臀中肌
- 臀大肌

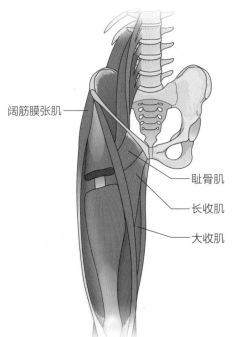

- 阔筋膜张肌
- 耻骨肌
- 长收肌
- 大收肌

图 5.20　髋内旋肌

功能评估

　　让拉伸者俯卧位并将膝关节屈曲 90°，这样有助于更轻松地对其进行评估。搭档指导拉伸者在两个方向上最大幅度地旋转大腿。外旋和内旋的正常范围都是 45°。如果髋内旋肌过度紧张，则髋关节的外旋活动范围会受限（图 5.21）。比较一下两侧。

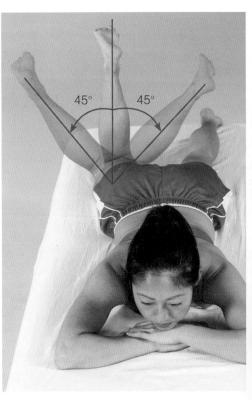

图 5.21　髋关节的正常内旋和外旋活动范围都是 45°

表 5.4　髋内旋肌

肌肉	起点	止点	功能
短收肌、长收肌	耻骨前面	股骨粗线	内收髋关节，协助髋关节屈曲，可能也协助髋关节内、外旋
大收肌	耻骨下支、坐骨结节	垂直分布于股骨粗线和股骨内侧内收肌结节	内收髋关节，其前束（起于耻骨下支）协助髋关节屈曲，后束（起于坐骨结节）协助髋关节内旋
臀中肌	髂骨翼侧下方，臀前线和臀后线之间（后 1/3 为臀大肌所覆盖）	股骨大转子后上方	髋关节的主要外展肌，前束纤维协助髋关节内旋和屈曲
臀小肌	（臀中肌深面）髂骨翼侧面，骶椎前上方和坐骨结节之间	股骨大转子前上方	外展髋关节 前束纤维协助髋关节内旋和屈曲
阔筋膜张肌（TFL）	髂嵴，髂前上棘背侧	经髂胫束，止于胫骨外侧髁（格迪结节）	外展髋关节 协助髋关节内旋和屈曲

髋内旋肌的辅助拉伸法，俯卧位

这种拉伸方法可以改善髋关节外旋的活动范围。

1. 拉伸者俯卧于治疗台或地板的垫子上。将左膝关节屈曲至约 90°，并外旋大腿（将腿和足朝右膝的背侧移动），确保两个髋部平放在治疗台或者垫子上。这个动作可让髋内旋肌拉伸至极限。

2. 搭档在拉伸者左侧站立，将右手放在拉伸者的足上或足踝外侧，左手轻轻地放在拉伸者的骶骨上。搭档指导拉伸者开始缓慢地抵抗你右手的阻力，尝试将腿转向你的方向，尽可能地远离身体中线（参见图 5.22 中的等长收缩静推箭头）。髋内旋肌等长收缩，维持该状态 6 秒。

3. 等长收缩后，拉伸者放松并深吸气。在放松的过程中，搭档保持腿在起始位置。

4. 呼气时，拉伸者再次将腿和足转向右侧膝关节的背侧，进一步加深髋内旋肌的拉伸。

5. 重复上述动作 2 ~ 3 次。

拉伸技术：髋内旋肌

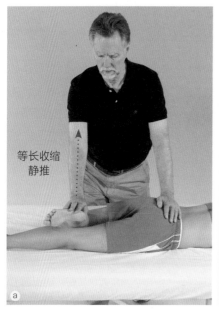

等长收缩
静推

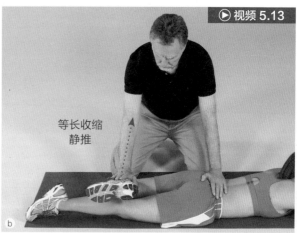

▶视频 5.13

等长收缩
静推

图 5.22 髋内旋肌的辅助拉伸法，俯卧位。a. 在治疗台上操作；b. 在垫子上操作

髋内旋肌的自我拉伸法，俯卧位

1. 拉伸者将腹部贴在垫子上，并让右膝关节屈曲约90°。将一条弹力带环绕在右足踝上，然后将右腿向左膝的背侧移动，确保两髋平放在垫子上。这个动作可让髋内旋肌拉伸至极限。

2. 左臂伸直放在体侧，然后用手握住弹力带的另一端（图 5.23）。

3. 从起始位置开始，缓慢地向右侧旋转腿部，与弹力带的阻力对抗。髋内旋肌等长收缩，维持该状态6秒。

4. 等长收缩后，拉伸者放松并深吸气。在放松的过程中，保持腿在起始位置。

5. 呼气时，将右腿和右足转向左膝的背侧，进一步加深髋内旋肌的拉伸。

6. 重复上述动作 2 ~ 3 次。

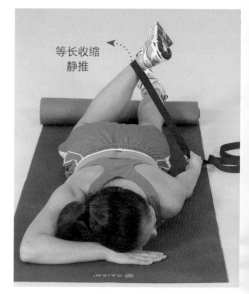

等长收缩
静推

图 5.23 髋内旋肌的自我拉伸法，俯卧位

髋外展肌：臀中肌、臀小肌、阔筋膜张肌

解剖结构

髋关节的主要外展肌是阔筋膜张肌（TFL）及臀中肌和臀小肌（图 5.24，表 5.5）。这些肌肉不仅可以外展髋关节，并且在负重活动中起到稳定髋关节的作用。髋外展肌的紧张可能导致骨盆平衡失调，这不仅会引起髋部疼痛，而且会引起下背部和膝关节疼痛。臀中肌和臀小肌频繁张力过高会引发扳机点，这些问题可能导致与坐骨神经或骶髂关节功能失调相似的疼痛。

功能评估

对腿的位置稍作调整之后，腿通常情况下能够摆过身体中线约 25°（图 5.25）。张力过紧的髋外展肌可使该运动受限。髋外展肌通过髂胫束（IT）起到稳定膝关节的作用，因此其过高的张力会引起膝关节问题。

- **奥伯（Ober）测试。** 紧张的髋外展肌会增加髂胫束的张力并限制髋关节内收。为了测试其功能，我们可使用奥伯测试。拉伸者侧卧，上侧腿的膝关节屈曲并置于另一条腿的膝关节后（图 5.26）。过于紧张的髋外展肌会对这一动作造成限制，并导致髂胫束

综合征等问题的发生。

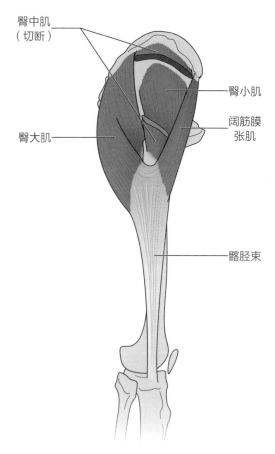

图 5.24　髋外展肌

表 5.5　髋外展肌

肌肉	起点	止点	功能
臀中肌	髂骨翼侧下方，臀前线和臀后线之间（后 1/3 为臀大肌所覆盖）	股骨大转子后上方	髋关节的主要外展肌 前束纤维协助髋关节内旋和屈曲 行走和跑步时保持骨盆稳定 左下肢处于摆动时（无负重），右臀中肌收缩，防止骨盆向左侧倾斜
臀小肌	（臀中肌深面）髂骨翼侧面，在骶椎前上方和坐骨结节之间	股骨大转子前上方	外展髋关节 前束纤维协助髋关节内旋和屈曲 协助臀中肌稳定骨盆
阔筋膜张肌（TFL）和髂胫束（IT）	髂嵴，髂前上棘背侧	经髂胫束，止于胫骨外侧髁（格迪结节）	协助外展、内旋和屈曲髋关节 协助伸直膝关节 防止膝关节在运动中无力

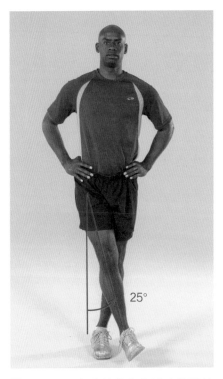

图 5.25　正常髋关节内收活动范围约为 25°

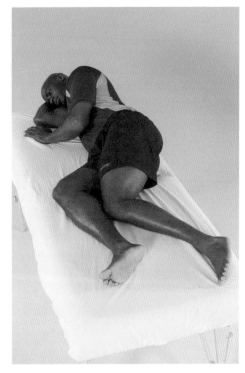

图 5.26　奥伯测试。侧卧时，髋外展肌的过度紧张使患者无法将上侧腿的膝关节抵在下侧腿的膝关节的后方

- **髂胫束综合征。** 髂胫束综合征是过度疲劳导致的一种损伤，通常发生在膝关节外侧的近端，也可能发生在胫骨的髂胫束附着点。这种疾病通常在髋关节过度内旋的自行车手、划船手和跑步新手身上出现。长期以来，这种综合征被描述为一种摩擦损伤：膝关节屈曲和伸展时，紧张的髂胫束在股骨大转子上剐蹭。最近，费尔克拉夫等人（Fairclough et al., 2007）质疑了这个观点，他们认为髂胫束的解剖结构不允许其在骨节上移动。费尔克拉夫提出，髂胫束综合征的疼痛是由髂胫束对深层组织的挤压造成的。图 5.27 显示了髂胫束综合征的典型疼痛区域。髂胫束的紧张可能源于阔筋膜张肌和臀中肌的张力过高，拉扯髂胫束；或因为髂胫束下的股外侧肌肥大增生突起，拉扯髂胫束。

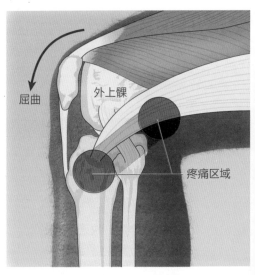

图 5.27　髂胫束综合征的典型疼痛区域

髋外展肌的辅助拉伸法，侧卧在治疗台上

这种拉伸方法常用来改善髋关节的内收。

1. 拉伸者侧躺在治疗台的边缘，置于上方的那条腿向后伸，搭在治疗台边缘；下方的腿屈曲，膝关节尽可能靠近胸部，使下背部保持在舒适且稳定的状态。两侧髋关节的连线与地面垂直。拉伸者收缩髋内收肌，使上方的腿向地板方向移动，该动作可使外展肌被拉伸至极限。如果拉伸者在这个体位下感到下背部有痛感，搭档可以嘱其下背部向前屈曲，同时腿部仍搭在治疗台边缘。

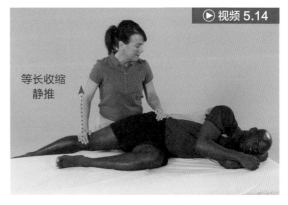

▶视频 5.14

等长收缩
静推

图 5.28 髋外展肌的辅助拉伸法，侧卧在治疗台上

2. 搭档站在拉伸者身后给其支撑，用一只手将他的髋部稳定住，另一只手放在其膝关节的外侧，为外展肌的等长收缩提供相应的阻力。

3. 搭档指导拉伸者开始缓慢地将腿向天花板方向展，使髋外展肌等长收缩，维持该状态6秒（参见图5.28中的等长收缩静推箭头）。

4. 等长收缩后，拉伸者放松并深吸气。放松时，允许拉伸者将腿落向台面。

5. 呼气时，拉伸者再次将腿向地面方向拉，进一步加深对外展肌的拉伸。

6. 重复上述动作2～3次。

髋外展肌的辅助拉伸法，仰卧在垫子上

1. 拉伸者仰卧，右下肢平放在垫子上，左下肢跨过右下肢，膝关节屈曲，足平放在右膝外侧的垫子上。这个位置可使拉伸者右腿尽可能地越过身体中线内收，保持右侧膝关节正对天花板，最大限度地减小下肢的旋转。这个动作会使右侧髋外展肌在无痛的前提下拉伸到极限。

2. 搭档将一只手置于拉伸者的右膝外侧，用另一只手来固定对侧髋关节(图5.29)。指导拉伸者开始缓慢地向右侧展右腿，试图与搭档的手对抗，使右侧髋外展肌等长收缩。维持该状态6秒，全程保持正常呼吸。

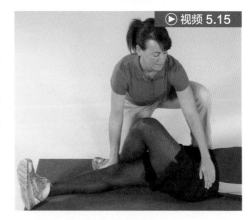

▶视频 5.15

图 5.29 髋外展肌的辅助拉伸法，仰卧在垫子上，起始姿势

3. 等长收缩后，拉伸者放松，深吸气，放松时将腿保持在起始位置。

4. 呼气时，拉伸者向对侧进一步内收右腿，加深对外展肌的拉伸。

5. 重复上述动作 2 ~ 3 次。

髋外展肌的自我拉伸法，坐位

这种拉伸动作是由群体健身课常用的动作中改编而来的。

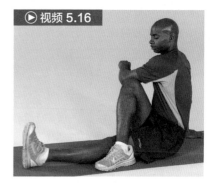

▶ 视频 5.16

1. 拉伸者舒适地坐在地板或垫子上，左腿笔直地伸向前方。右腿跨过左腿，右膝关节屈曲，右足靠在左膝关节外侧。身体坐直，在舒适的情况下尽可能向右侧转体。将左肘或左上臂（或两者一起）靠在右膝外侧，右手置于身后，起到保持身体稳定的作用（图 5.30）。

2. 从起始位置开始，拉伸者左臂和右膝进行对抗，使髋外展肌等长收缩，维持该状态 6 秒。这个动作还有另外一个好处，它可以使腹外斜肌也参与进来。

图 5.30 髋外展肌的自我拉伸法，坐位，起始姿势

3. 等长收缩后，放松并深吸气。呼气时，使用腿部肌肉（内收肌）将右腿向左侧拉，进一步加深对髋外展肌的拉伸。与此同时，在没有不适的情况下，可以用左臂轻微加一点推力，尽可能保持一段时间。

4. 重复上述动作 2 ~ 3 次。

髋外展肌的自我拉伸法，站立位

1. 拉伸者侧身站在墙或其他垂直物体(例如，柱子、门边)旁边，距离约为一臂的长度。右手扶于墙面，右腿交叉在左腿后方并伸出尽可能远的距离，但右足要平放在地板上。在保持舒适的条件下，右髋向墙和地板交点的方向尽可能倾斜，使右髋处有拉伸感（图 5.31）。

2. 从起始位置开始，拉伸者试图向墙壁方向拖动右腿，利用地板为髋外展肌的等长收缩提供阻力。等长收缩 6 秒后，放松并深吸气。呼气时，右髋向地板方向继续倾斜，对右外展肌进行拉伸。

3. 重复上述动作 2 ~ 3 次。

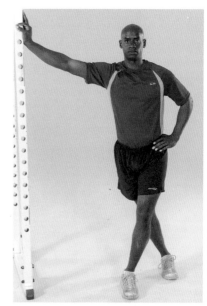

图 5.31 髋外展肌的自我拉伸法，站立位

髋内收肌

解剖结构

双腿并拢时（向身体中线靠拢）发挥作用的肌肉是髋内收肌。髋内收肌还可用不同的形式辅助髋关节屈曲和伸展，并根据股骨的位置协助髋关节外旋或内旋。重要的是，它们还在跑步和步行时协助保持下肢稳定。相对于女性，男性的髋内收肌通常更紧张。腹股沟拉伤通常与髋内收肌长期疲劳或不当的拉伸有关。

髋内收肌可分为短内收肌（耻骨肌、短收肌和长收肌）和长内收肌（大收肌和股薄肌）（图 5.32，表 5.6）。

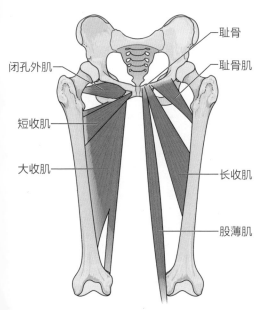

闭孔外肌
短收肌
大收肌
耻骨
耻骨肌
长收肌
股薄肌

图 5.32　髋内收肌

功能评估

检查关节活动范围。通常情况下，下肢可以从中线向外展 45° 至 50°（图 5.33）。关节活动范围受限常由髋内收肌过紧所致。易化拉伸技术可以改善关节活动范围。

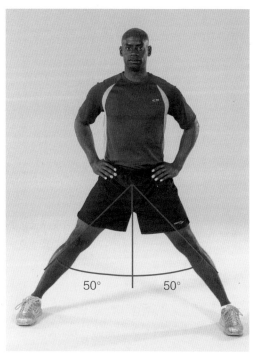

50°　50°

图 5.33　髋关节外展的正常范围是从中线向外 45° 到 50°。关节活动范围受限通常是髋内收肌紧张造成的

表 5.6　髋内收肌

肌肉	起点	止点	功能
短收肌和长收肌	耻骨前面	股骨粗线	内收髋关节， 协助髋关节屈曲 可能协助髋关节内旋或外旋
大收肌	耻骨下支，坐骨结节	垂直分布于股骨粗线和股骨内侧内收肌结节	内收髋关节 前束纤维（从耻骨下支开始）协助髋关节屈曲，可能协助髋关节内旋 后束纤维（从坐骨结节开始）协助髋关节伸展
股薄肌	耻骨前面	胫骨近端内侧面	内收髋关节 协助屈曲膝关节， 膝关节屈曲时协助胫骨内旋
耻骨肌	耻骨上支	小转子和股骨粗线之间	屈曲髋关节， 协助髋关节内收和外旋

髋内收肌的辅助拉伸法，仰卧在治疗台上

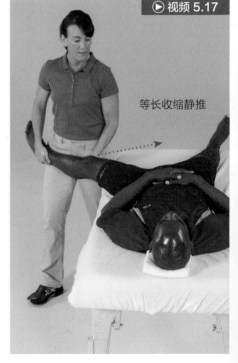

▶ 视频 5.17

等长收缩静推

这种拉伸方法常用于改善髋关节外展。拉伸者在拉伸过程中偶尔会感到髋外展肌有轻微的痉挛。如果发生这种情况，应立即停止，先对外展肌进行拉伸，然后再进行内收肌的拉伸。

1. 拉伸者仰卧。保持两髋部平放在治疗台上，背部尽量贴紧台面。左髋尽量外展，保持膝关节伸直，膝盖骨正对天花板（这样可以防止腿部旋转）。拉伸者用右足跟勾住治疗台的边缘，使右下肢不至于在治疗台面上滑动。这个姿势可使左侧内收肌拉伸至极限。

2. 搭档站在治疗台左侧，位于治疗台和拉伸者的腿之间，用右手托住小腿，左手置于膝关节内侧。这个位置在内收肌等长收缩阶段可以缓解内侧副韧带上的张力。搭档指导拉伸者缓慢地尝试向中线推左下肢，使内收肌等长收缩，维持该状态 6 秒（参见图 5.34 中的等长收缩静推箭头）。

3. 等长收缩后，拉伸者放松并深吸气。在此期间，搭档将腿保持在起始位置。

4. 呼气时，搭档要求拉伸者主动增大髋关节的外展角度，以加深对内收肌的拉伸。注意确保膝关节垂直向上，腿不要向两侧翻转。

图 5.34　髋内收肌的辅助拉伸法，仰卧在治疗台上

5. 重复上述动作 2 ～ 3 次。最后一次拉伸之后，搭档协助拉伸者把下肢放回到治疗台上，降低腹股沟损伤发生的风险。

髋内收肌的辅助拉伸法，仰卧在垫子上

1. 拉伸者仰卧，保持两侧髋部平放在垫子上，背部尽量贴紧垫面。双腿尽可能外展，保持膝关节伸直，膝盖骨正对天花板（这样可以防止腿部旋转）。在这个姿势，两侧髋外展肌都可以达到拉伸的极限。

2. 搭档站在拉伸者双腿之间，并将双足放在拉伸者的膝关节内侧（图 5.35）。这个位置可以支撑膝关节，在等长收缩阶段可以缓解内侧副韧带上的张力。搭档指导拉伸者从这个位置开始缓慢地尝试将双腿移动到一起，使内收肌等长收缩。维持该状态 6 秒。

3. 等长收缩后，拉伸者放松并深吸气。在这个过程中，将腿保持在起始位置。

4. 呼气时，搭档指导拉伸者进一步加大髋关节的外展角度，以加深对内收肌的拉伸。告诉他将膝关节保持垂直向上，以保证他的两腿不会向侧方旋转。同时注意不要为了加大拉伸幅度而使背部从垫面上抬起。

5. 重复上述动作 2 ～ 3 次。最后一次拉伸之后，搭档协助拉伸者将腿移回到垫子中心。这将降低腹股沟损伤发生的风险。

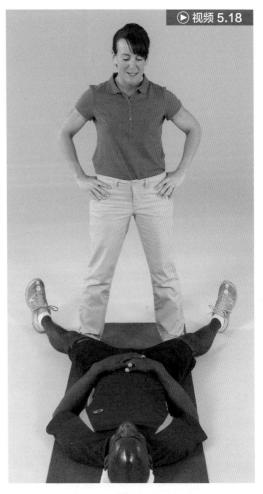

▶ 视频 5.18

图 5.35 髋内收肌的辅助拉伸法，仰卧在垫子上

髋内收肌的自我拉伸法，站立位

这种拉伸方法属于常用的髋内收肌拉伸的改编版本。

1. 为了对右侧髋内收肌进行拉伸，使用侧弓步姿势。注意，左膝屈曲不要超过90°，保持右下肢伸直，足平放于地板上。所有重量都在左腿上（图5.36）。

2. 从起始位置开始，拉伸者试图向中线方向移动右下肢，以地板提供阻力抵抗该移动。维持该等长收缩6秒后，屈曲左下肢使身体重心向左下方降，以加深拉伸。

3. 重复上述动作2~3次。

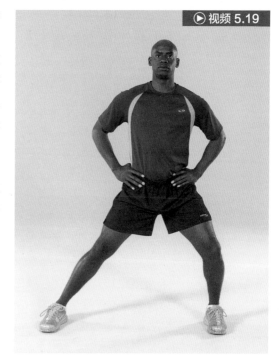

▶视频 5.19

图 5.36　髋内收肌的自我拉伸法，站立位

髋内收肌的自我拉伸法，坐位

这个姿势更强调对短内收肌的拉伸。

1. 拉伸者坐于垫上，背部伸直，膝关节屈曲，足底相对，合在一起。腿部肌肉发力，将膝关节尽可能地压向地面。这个姿势可以拉伸短的内收肌。

2. 将手臂或手置于膝关节内侧。试图对抗自己合拢膝关节的力量，使髋内收肌等长收缩。维持该状态6秒（图5.37）。全程保持正常呼吸。

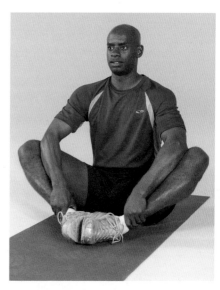

图 5.37　髋内收肌的自我拉伸法，坐位

膝伸肌：股四头肌

解剖结构

股四头肌是由股直肌、股外侧肌、股中间肌和股内侧肌组成的四头肌（图 5.38，表 5.7）。所有 4 个头汇合并跨过膝关节，止于胫骨结节。股四头肌有伸展（伸直）膝关节的作用。此外，股直肌还协助髋关节屈曲。

髌股关节综合征的特征在于髌骨（膝盖骨）部位的非特异性疼痛。它通常源于股四头肌或髂胫束张力过高，这将导致不良的生物力学反应，且症状会因过度使用而加重。在某些情况下，疼痛来自髌骨下面（髌后），这被称为髌骨软化。在坐的时间过长的情况下（看电影、坐飞机等）或涉及股四头肌强力收缩（蹲下、上下楼梯）的活动中，症状也会加剧。

典型的治疗建议包括休息、拉伸和强化股四头肌，以及在活动期间佩戴护具或绷带。此外，拉伸髋外展肌以减少髂胫束的张力对症状的缓解也有帮助。有关更多信息，请参见关于髂胫束综合征的讨论。

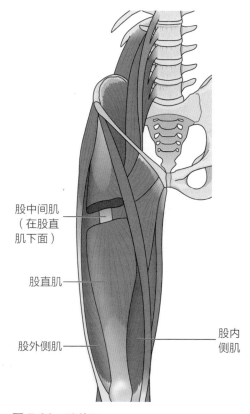

股中间肌（在股直肌下面）

股直肌

股外侧肌

股内侧肌

图 5.38 膝伸肌

表 5.7 膝伸肌

肌肉	起点	止点	功能
股直肌	髂前下棘及髋臼上缘	经过髌韧带，止于坐骨结节	伸展膝关节 协助屈曲髋关节
股内侧肌 股外侧肌 股中间肌	股内侧肌和股外侧肌起于股骨后方粗线 股中间肌起于股骨前内侧	经过髌韧带，止于坐骨结节	伸展膝关节

功能评估

检查膝关节伸展和屈曲的活动范围。

• **膝关节伸展**。拉伸者坐于治疗台上，下肢悬于治疗台外。拉伸者伸直小腿时，运动的弧线应平滑，膝关节应伸展至 0° 或略微过伸（图 5.39）。

• **膝关节屈曲**。拉伸者俯卧，腿部抬起后，足跟应能触及臀部（搭档可稍微助力，图 5.40）。如果活动范围受限，可能是因为股四头肌过于紧张，在这种情况下，搭档把

足跟压到臀部时，拉伸者会感到该肌肉有拉伸感。还有另一种可能，即腘绳肌或小腿肌肉的体积过大而对活动范围造成限制。对于

解决股四头肌紧张带来的活动受限问题，易化拉伸技术可以发挥很大的作用。

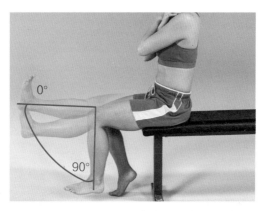

图5.39 正常的膝关节伸展活动范围。股四头肌应能使膝关节完全伸展

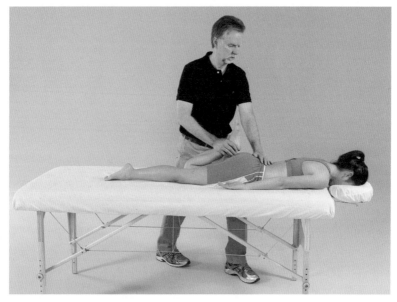

图5.40 拉伸者应能在一点外力的协助下使足跟触及臀部

股四头肌的辅助拉伸法，俯卧位

这种拉伸方法旨在改善膝关节的屈曲。

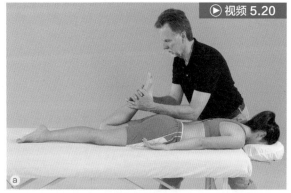

1. 拉伸者俯卧于治疗台或垫子上，膝关节尽可能屈曲。由于拉伸者腘绳肌和小腿肌肉的体积过大，也许无法将股四头肌拉伸至极限。搭档轻压腿部，使其足跟贴近臀部，直到拉伸者体会到股四头肌处有拉伸感（或搭档感觉拉伸受到阻碍时）。保持小腿贴在大腿上，但不要给膝关节施加压力，该位置应是无痛的临界点。如果在这种体位下拉伸者感到下背部有任何不适，应立即停止操作，在拉伸者髋部下方垫一个枕头，缓解下背部受到的压力，然后再重新开始。另一种方法是，让拉伸者收缩腹肌以稳定和放平下背部(避免骨盆前倾)，这种姿势可以消除下背部的不适感。

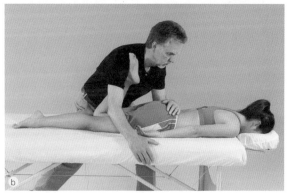

图 5.41　股四头肌的辅助拉伸法，俯卧位。搭档用以下部位提供阻力：a. 交叉的手指；b. 肩

2. 搭档帮助拉伸者摆好体位，用手或肩抵住拉伸者的小腿前倾（图 5.41），为等长收缩提供相应的阻力。拉伸者的髋部必须在拉伸全程始终贴在平面上（或贴在枕头上）。拉伸前，搭档可能有必要提醒拉伸者留意对身体姿势的感觉，确保他能够完全稳定住髋部。

3. 搭档指导拉伸者开始缓慢对抗搭档提供的阻力，尝试将腿伸直，使股四头肌等长收缩。维持该状态 6 秒。

4. 等长收缩后，拉伸者放松并深吸气。在这个过程中，搭档将腿保持在起始位置。

5. 呼气时，拉伸者放松，由搭档帮助下压小腿，进一步加深对股四头肌的拉伸。加大拉伸的过程中拉伸者的腘绳肌偶尔会出现痉挛，通常是因为拉伸者不自觉地收缩它们以协助拉伸。预防这种问题的方法是搭档一只手轻置于腘绳肌处，确保肌肉不收缩。

6. 重复上述动作 2 ~ 3 次。

股四头肌的自我拉伸法，站立位

这是一种用于拉伸股四头肌的改编方法。

1. 在舒适站立的情况下，使用一个固定物体帮助稳定身体，左膝关节屈曲，并使足跟靠近臀部。用左手抓住左腿或足，保持下背部挺直，然后小心地使足跟贴近臀中部。注意，不是臀外侧，否则会拉伸到膝部韧带（图 5.42a）。

2. 从起始位置开始，尝试伸直左腿并与自己的手提供的阻力相对抗，使股四头肌等长收缩，维持该状态 6 秒。等长收缩后，放松并深吸气。呼气时，把足跟尽量向臀部拉近。

3. 随着柔韧性的提高，你会发现可轻松地将足跟贴近臀部。如果是这种情况，那么每次拉伸时，都应将大腿移动到更加垂直的位置，此时膝部垂直指向地面。整个过程中保持下背部挺直，以免出现腰椎过伸的情况（图 5.42b）。

4. 重复上述动作 2 ~ 3 次。

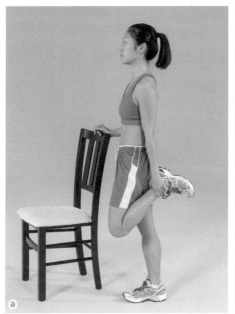
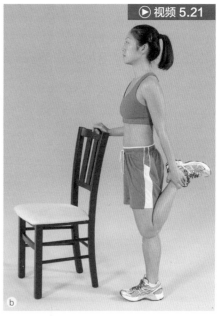

▶ 视频 5.21

图 5.42 股四头肌的自我拉伸法，站立位。a. 足跟贴近臀部；b. 如果足跟很容易就能贴近臀部，可尝试将膝部垂直指向地面

踝跖屈肌：腓肠肌和比目鱼肌

解剖结构

　　腓肠肌和比目鱼肌（也统称为小腿三头肌）通过跟腱止于足跟。跟腱是人体最坚韧的韧带（图5.43，表5.8）。腓肠肌的两个小头塑造了小腿的形状。比目鱼肌位于腓肠肌的深层，通常是小腿紧张的主要原因。足底筋膜炎和跟腱炎是涉及小腿肌肉的两种由过度使用导致的常见损伤。

足底筋膜炎

　　足底筋膜炎是由过度使用导致的损伤，其特征在于足底疼痛，这通常发生于足跟附近。足底筋膜是一种较厚的结缔组织纤维带，它从跟骨（足跟骨）的底表面向足底延伸，并附着在跖骨弓上。足底筋膜通过跟腱与小腿肌肉连接，在任何治疗方案中都应考虑到这一点。

　　典型的症状主要是足离地一段时间后重新着地的最初几步会引起疼痛，如早上刚起床或久坐后。疼痛会随着足底筋膜活动开而减轻。

　　症状的发作呈渐进性，病程通常为数月。这种症状的慢性病例往往表现为足底筋膜出现退行性变化且无炎症，这更明确地提示了足底筋膜炎的存在。

　　典型的治疗建议包括休息、摩擦按摩、冰敷及拉伸小腿、足和足趾肌肉。额外的护理包括按摩足底，使用矫形器或戴夜间夹板，从而使足底筋膜在睡眠期间得到舒展。

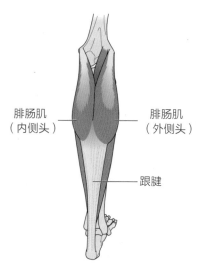

腓肠肌（内侧头）　　腓肠肌（外侧头）

跟腱

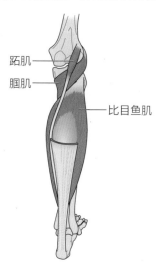

跖肌

腘肌

比目鱼肌

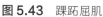

图5.43　踝跖屈肌

表5.8　踝跖屈肌

肌肉	起点	止点	功能
腓肠肌	股骨后髁	构成跟腱，止于跟骨	跖屈踝关节或协助屈曲膝关节，但不能同时充分完成这两个动作
比目鱼肌	腓骨后上1/3和腓骨头后侧，胫骨内侧中1/3和跨过近端胫骨和腓骨的腱弓	构成跟腱，止于跟骨	跖屈踝关节

跟腱炎

跟腱将小腿肌肉（腓肠肌和比目鱼肌）附着到跟骨（足跟骨）上。跟腱炎是肌腱的疼痛炎症，有时伴有轻度至中度肿胀。

典型的症状包括足跟处肌肉止点的疼痛及沿肌腱蔓延的疼痛和僵硬感，这些症状在活动期间更加显著。该疼痛也可能延伸到足部，引发类似于足底筋膜炎的症状。

与大多数由过度使用造成的损伤一样，症状的发作呈渐进性，通常在几个月的时间内逐渐加重。这种症状的慢性病例倾向于在没有炎症的情况下表现出跟腱的退行性变化，被归类为跟腱病。

治疗建议包括休息、摩擦按摩、冰敷和小腿肌肉的拉伸，以减少跟腱上的张力。其他治疗方法包括使用矫形器，从生物力学的角度对足形进行纠正，换穿不同的运动鞋，活动期间戴好施压绷带或夹板，以及注射可的松。

功能评估

评估足踝的活动范围时，我们定义当足垂直于腿时为零度。足背屈的正常范围约为 20°（图 5.44），跖屈的正常范围约为 50°（图 5.45）。跖屈活动范围受限可能由于胫骨前肌紧张。

如果足背屈运动受限，指导拉伸者俯卧并屈膝 90°，然后再次进行检查。膝关节屈曲可以放松腓肠肌，消除其对足背屈的限制。如果在屈膝后限制仍然存在，则应将拉伸的重点放在比目鱼肌上。如果屈膝能够改善足背屈，则将拉伸的重点放在腓肠肌上。

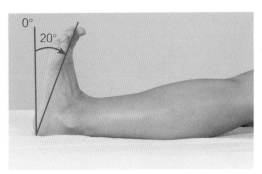

图 5.44　正常踝关节背屈范围为 20°

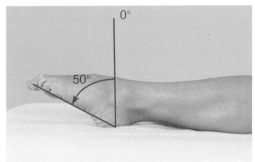

图 5.45　正常踝关节跖屈范围为 50°

腓肠肌的辅助拉伸法，俯卧位

1. 拉伸者俯卧于治疗台上，足部悬在台边足够远的地方，使足能够完全背屈并且治疗台不会影响该动作。

2. 拉伸者足部尽可能背屈（将足向膝部方向移动）。这个动作可使腓肠肌拉伸到极限。

3. 搭档站在治疗台的边缘，用掌心抵在拉伸者的足部，并用大腿支撑手，确保保持良好的姿势（图5.46）。搭档指导拉伸者开始缓慢地尝试跖屈（拉伸者的足部踩向搭档的手）的同时提供相应的阻力与之对抗，使腓肠肌和比目鱼肌等长收缩。维持该状态6秒。

4. 等长收缩后，拉伸者放松并深吸气。在这个过程中，搭档将足部保持在起始位置。

5. 呼气时，拉伸者收缩胫骨前肌，使踝关节背屈，以加强对腓肠肌的拉伸。

6. 重复上述动作2～3次。

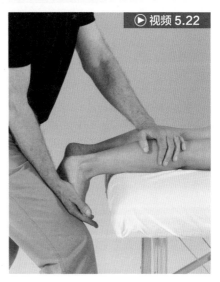

图5.46 腓肠肌的辅助拉伸法，俯卧位

腓肠肌的辅助拉伸法，仰卧位

1. 拉伸者仰卧于治疗台或地板的垫子上。将足背屈（向左膝关节方向弯曲左足），主动拉伸左下肢腓肠肌。

2. 搭档使用稳定的姿势，使自己能够将双手环绕包裹住拉伸者的跖骨弓（图5.47）。

3. 搭档指导拉伸者开始缓慢地尝试将足跖屈（足向搭档的方向推动），同时搭档提供相应的阻力与之对抗，使腓肠肌和比目鱼肌等长收缩。维持该状态6秒。

4. 等长收缩后，拉伸者放松并深吸气。在这个过程中，搭档将足部保持在起始位置。

5. 呼气时，拉伸者收缩胫骨前肌，使足背屈，以加深对腓肠肌的拉伸。

6. 重复上述动作2～3次。

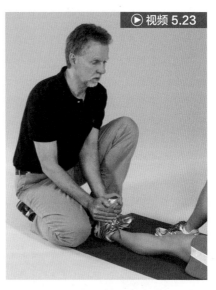

图5.47 腓肠肌的辅助拉伸法，仰卧位

腓肠肌的自我拉伸法，坐位，使用弹力带

1. 拉伸者以舒适的姿势坐下，伸直右腿，弹力带绕在足部的前侧（图 5.48）。如果你的柔韧性足够好，用手抓住足部即可，而不需使用弹力带。收缩腿部肌肉，使足部和足趾尽可能向身体方向靠拢。

2. 从起始位置开始，拉伸者尝试将足部向远离身体的方向推动，使腓肠肌等长收缩，维持该状态 6 秒。等长收缩后，放松并深吸气，并在呼气的同时再次收缩腿部肌肉，使足部尽可能向身体方向靠近，进一步加深对腓肠肌的拉伸。

3. 重复上述动作 2 ~ 3 次。

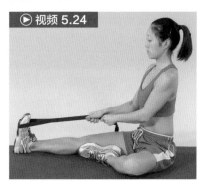

▶ 视频 5.24

图 5.48 腓肠肌的自我拉伸法，坐位，使用弹力带

比目鱼肌的辅助拉伸法，俯卧位

这种拉伸针对比目鱼肌，可改善足背屈角度。

1. 拉伸者俯卧于治疗台或地板的垫子上，一条腿的膝关节屈曲 90°。这个姿势将比目鱼肌孤立，这是因为在此姿势下，腓肠肌处于力学劣势。拉伸者足部尽可能背屈（足部向膝关节方向运动）。这样能使比目鱼肌在活动范围的极限进行拉伸。

2. 搭档使用稳定且舒适的站立姿势，使自己能够用一只手支撑拉伸者屈曲侧的小腿，并用另一只手的手掌握住足跟，前臂抵住拉伸者足底（图 5.49a）。还有一种姿势，手指交叉置于拉伸者跖骨弓处（图 5.49b）。

3. 搭档指导拉伸者开始缓慢地尝试跖屈（将足部移向天花板），同时提供相应的阻力与之对抗，使比目鱼肌等长收缩。维持该状态 6 秒（参见图 5.49 中的等长收缩静推箭头）。

4. 等长收缩后，拉伸者放松并深吸气。在这个过程中，搭档将足部保持在起始位置。

5. 呼气时，拉伸者收缩胫骨前肌，将足背屈，进一步加深对比目鱼肌的拉伸。

6. 重复上述动作 2 ~ 3 次。该拉伸也可在垫子上进行（图 5.49c）。

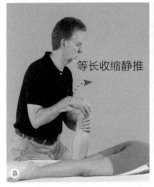
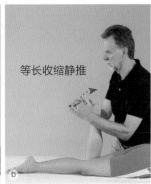
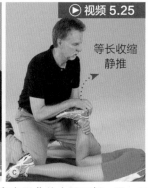

▶ 视频 5.25

等长收缩静推

图 5.49 比目鱼肌的辅助拉伸法，俯卧位。a. 一只手固定在屈曲的小腿下部，另一只手的手掌握住足跟，前臂抵住足底；b. 将手指交叉并置于跖骨弓处；c. 在垫子上操作

比目鱼肌的自我拉伸法，坐位

1. 拉伸者以舒适的姿势坐下，左腿弯曲，双手握住左足。通过腿部肌肉的收缩使足部和足趾尽可能向身体方向靠拢（图5.50）。

2. 从起始位置开始，尝试向远离身体的方向推动足部，同时用双手对抗该移动，使比目鱼肌等长收缩，维持该状态6秒。等长收缩后，放松并深吸气，并且在呼气的同时再次收缩腿部肌肉，使足部朝身体方向运动，进一步加深对比目鱼肌的拉伸。

3. 重复上述动作2～3次。

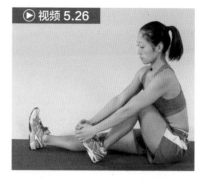

▶ 视频 5.26

图 5.50 比目鱼肌的自我拉伸法，坐位

踝背屈肌：胫骨前肌

解剖结构

足部自由移动时，胫骨前肌（图 5.51，表 5.9）起到了背屈和内翻足部的作用。足放在地面上时，胫骨前肌有助于维持平衡。步行或跑步时，胫骨前肌防止足部在足跟着地后拍打地面，并在下肢向前摆动时使足部抬离地面。

功能评估

检查关节活动范围（图 5.44 和图 5.45）。踝关节的背屈活动范围约为 20°，跖屈活动范围约为 50°。关节活动范围受限时，进行拉伸可有所改善。

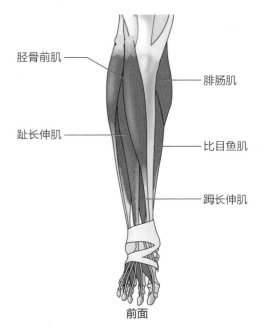

图 5.51　踝背屈肌

表 5.9　踝背屈肌

肌肉	起点	止点	功能
胫骨前肌	胫骨干的外侧，小腿骨间膜	第 5 跖骨的底部，第 1 楔骨	背屈踝关节 使足内翻 支持足的纵弓

胫骨前肌的辅助拉伸法，仰卧位

这种拉伸方法可改善踝的跖屈。

1. 拉伸者仰卧于治疗台或地板的垫子上，收缩小腿肌肉使右踝跖屈（点趾）。这个动作可使右侧胫骨前肌拉伸至极限。

2. 搭档使用稳定的站立姿势，使自己能够用左手环绕住拉伸者的右足跟，右手握住右足顶端（图5.52）。拉伸左侧时，用右手环绕左足跟，左手握住左足顶端。

3. 搭档指导拉伸者开始缓慢地尝试把足部拉向膝关节方向（背屈），同时对抗拉伸者的移动，使胫骨前肌等长收缩，维持该状态6秒。

4. 等长收缩后，拉伸者放松并深吸气。在这个过程中，搭档将足部保持在起始位置。

5. 呼气时，拉伸者再次收缩小腿后侧肌肉以增大跖屈，加深对胫骨前肌的拉伸。

6. 重复上述动作2～3次。

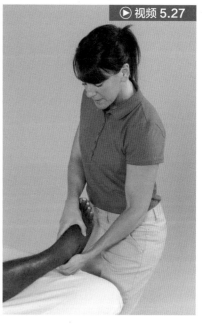

▶视频 5.27

图 5.52 胫骨前肌的辅助拉伸法，仰卧位

胫骨前肌的自我拉伸法，坐位

1. 拉伸者舒适地坐在长凳上，右侧踝关节搭在左膝上。跖屈右踝，用左手握住足部顶端（图5.53）。

2. 从起始位置开始收缩胫骨前肌，尝试将足部向膝关节方向拉，同进左手用力对抗足部的移动，使胫骨前肌等长收缩，维持该状态6秒。等长收缩后，放松并深吸气，并且在呼气的同时，小腿后侧肌肉再次收缩，增大跖屈幅度，进一步加深对胫骨前肌的拉伸。

3. 重复上述动作2～3次。

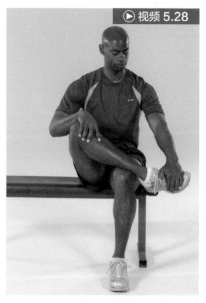

▶视频 5.28

图 5.53 胫骨前肌的自我拉伸法，坐位

趾屈肌：踇长屈肌、趾长屈肌

解剖结构

在此，我们仅对 6 块趾屈肌中的 2 块（踇长屈肌和趾长屈肌，图 5.54）进行说明和讨论。

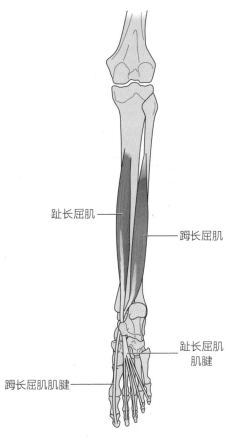

趾长屈肌

踇长屈肌

趾长屈肌肌腱

踇长屈肌肌腱

图 5.54 趾屈肌

表 5.10 列出了所有 6 块趾屈肌。

站在地面上时，踇长屈肌和趾长屈肌通过使足趾踩在地面上来帮助保持平衡。踇长屈肌有助于支撑纵弓，并在步态周期的足趾离地期产生强大的推进力。

功能评估

踇趾的正常活动范围约为伸展 80°和屈曲 25°（图 5.55）。如果伸展范围缩小，则应对趾屈肌进行拉伸。

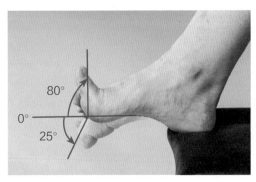

80°

0°

25°

图 5.55 踇趾的正常活动范围：伸展 80°，屈曲 25°

表 5.10　趾屈肌

肌肉	起点	止点	功能
小趾短屈肌	第 5 跖骨的底部	小趾近节趾骨底部的外侧面	屈曲小趾
趾短屈肌	跟骨结节的内侧突起和足底筋膜深层	第 2~5 中节趾骨的跖面上的 4 个肌腱之内	屈曲第 2~5 趾
趾长屈肌	胫骨中间 1/3 的后表面，腘线远端	肌腱途径内踝后方，越过拇长屈肌肌腱，然后分成 4 个肌腱，最后附着于第 2~5 远节趾骨的跖面	屈曲第 2~5 趾协助踝关节跖屈
拇短屈肌	骰骨的内侧面，中间楔骨、外侧楔骨	两个头附在拇趾近节趾骨的内侧和外侧面 每个肌腱包括一个籽骨	屈曲拇趾
拇长屈肌	腓骨后面下 2/3 及小腿骨间膜	肌腱途径内踝后方，从拇趾屈肌肌腱下方穿过，附在拇趾远节趾骨的跖面	屈曲拇趾协助踝关节旋后，减弱踝关节跖屈
足底方肌	两个头起自跟骨下方的内侧和外侧缘	附在趾长屈肌肌腱上	协助屈曲第 2~5 趾

拉伸技术：趾屈肌

趾屈肌的辅助拉伸法，俯卧位

这种拉伸方法可改善足趾的伸展。

1. 拉伸者俯卧于治疗台或地板的垫子上，右膝关节屈曲 90°，充分伸展足趾（趾端指向治疗台）。这个动作使趾屈肌拉伸到极限。

2. 搭档使用稳定且舒适的站立姿势，用右手支撑小腿，并将左手轻轻放在足趾上（图 5.56）。

3. 搭档提供阻力的同时，指导拉伸者屈足趾，使趾屈肌等长收缩，维持该状态 6 秒。

4. 等长收缩后，拉伸者放松并深吸气。在这个过程中，搭档保持足和足趾处于起始位置。

5. 呼气时，指导拉伸者伸展足趾到更大范围，从而加深对趾屈肌的拉伸。

6. 重复上述动作 2 ~ 3 次。

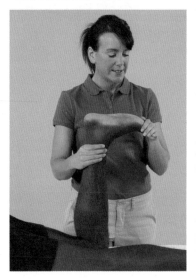

图 5.56 趾屈肌的辅助拉伸法，俯卧法

趾屈肌的自我拉伸法，坐位

1. 拉伸者舒适地坐在长凳上，右足踝放在左膝上。用足部肌肉将足趾向右膝方向伸展，用手轻握住足趾（图 5.57）。

2. 从起始位置开始，拉伸者尝试对抗手的阻力来屈曲足趾，使趾屈肌等长收缩，维持该状态 6 秒。等长收缩后，放松并深吸气，并在呼气的同时再次通过收缩足趾肌肉使足趾向膝盖方向移动，进一步加深对趾屈肌的拉伸。

3. 重复上述动作 2 ~ 3 次。

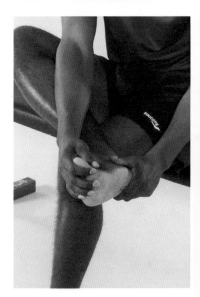

图 5.57 趾屈肌的自我拉伸法，坐位

趾伸肌：姆长伸肌和趾长伸肌

解剖结构

在此，我们只对 4 块趾伸肌中的 2 块（姆长伸肌和趾长伸肌，图 5.58）进行说明和讨论。表 5.11 列出了所有 4 块趾伸肌。迈步后足跟着地时，姆长伸肌和趾长伸肌一同控制前掌下落的速度，避免足过重地拍击地面。它们还通过控制身体后仰来保持姿态稳定。足部放在地面上时，它们从踝部将腿向前拉。

功能评估

对于正常步行来说，姆趾在适当范围内的运动是必不可少的。如果姆趾伸展受到限制，那么步行中足趾离地的功能将会被代偿，负重也会被转移到足部外侧，这样常常导致疼痛。图 5.55 展示了如何检查姆趾屈曲和伸展的活动范围。如果姆趾屈曲受限，应对趾伸肌进行拉伸。

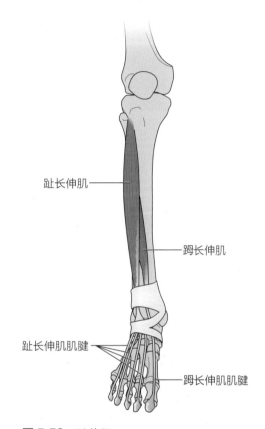

趾长伸肌

姆长伸肌

趾长伸肌肌腱

姆长伸肌肌腱

图 5.58 趾伸肌

表 5.11 趾伸肌

肌肉	起点	止点	功能
趾长伸肌	胫骨的外侧髁 内侧腓骨近端 2/3 小腿骨间膜上部、小腿筋膜和前肌间膜	分成 4 个肌腱，经伸肌支持带下方附着于第 2~5 趾内侧和远节趾骨的背面	伸展第 2~5 趾 协助踝关节背屈
姆短伸肌和趾短伸肌	这两块肌肉有共同的附着点：跟骨上部	内侧肌腱附着在姆趾近节趾骨底的背面，另外三条肌腱与趾长伸肌肌腱合并后附着于第 2~4 趾	协助足趾伸展
姆长伸肌	腓骨前内侧面和小腿骨间膜	姆趾远节趾骨底的背面	伸展姆趾 协助踝关节背屈

拉伸技术：趾伸肌

趾伸肌的辅助拉伸法，仰卧位

这种拉伸方法可以改善足趾的屈曲。

1. 拉伸者仰卧于治疗台或地板的垫子上，双腿伸直或者舒服地将垫子垫在膝盖下方。左足尽可能屈曲足趾。这个动作可拉伸趾伸肌至极限。
2. 搭档在拉伸者左小腿旁使用舒服的站立姿势，面对足面。用右手支撑住小腿，用左手手指放松地握住屈曲的足趾（图 5.59）。
3. 搭档提供阻力，同时指导拉伸者伸直足趾，使趾伸肌等长收缩，维持该状态 6 秒。
4. 等长收缩后，拉伸者放松并深吸气。在这个过程中，搭档保持足和足趾在起始位置。
5. 呼气时，拉伸者收缩肌肉使足趾屈曲幅度加大，从而加深对趾伸肌的拉伸。
6. 重复上述动作 2 ~ 3 次。

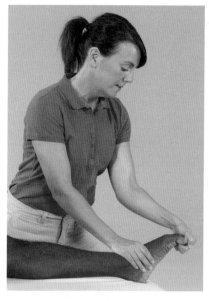

图 5.59　趾伸肌的辅助拉伸法，仰卧位

趾伸肌的自我拉伸法，坐位

1. 拉伸者舒适地坐在椅子或长凳上，把右踝搭在左膝上。绷紧足面并屈曲足趾，以拉伸趾伸肌。用左手握住足趾，试图在伸直足趾时施加阻力，使趾伸肌等长收缩，维持该状态 6 秒（图 5.60）。
2. 等长收缩后，放松并吸气，并且在呼气的同时，绷紧足面并继续屈曲足趾，从而加深对趾伸肌的拉伸。
3. 重复上述动作 2 ~ 3 次。

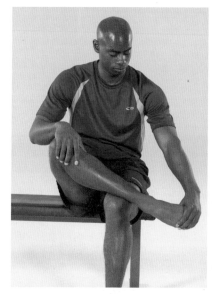

图 5.60　趾伸肌的自我拉伸法，坐位

足外翻肌和足内翻肌：腓侧（腓骨）肌群、胫骨前肌和胫骨后肌

解剖结构

在步行和跑步的任何一步中都有可能发生足外翻（旋前）和足内翻（旋后）情况。良好的足外翻肌和足内翻肌对于维持足部和踝部的良好生物力学及保持腿部与足部的稳定十分关键。与下肢的大部分肌肉类似，足外翻肌和足内翻肌更多时候扮演着控制运动的角色，而非启动运动。

足的主要外翻肌是三块腓侧肌肉（也称为腓骨肌群）中的两块：腓骨长肌和腓骨短肌，它们构成了小腿的侧间隔。第三腓骨肌是位于胫骨前肌前面的第三块足外翻肌。虽然腓侧肌群通常被认为是足外翻肌，但它们也同下肢的其他肌肉一起发挥稳定足部、踝部和腿部的作用。

足内翻肌主要由胫骨前肌和胫骨后肌（小腿中最深的肌肉）构成。这些肌肉如图 5.61所示，并在表 5.12 中列出。

功能评估

检查活动范围。足内翻（旋后）正常活动范围约为 45°，足外翻（旋前）正常活动范围约为 20°（图 5.62）。

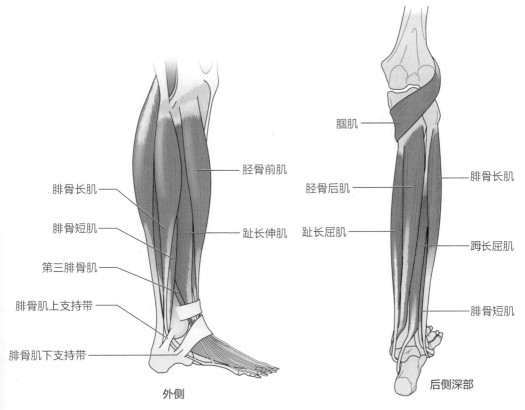

外侧

腓骨长肌
腓骨短肌
第三腓骨肌
腓骨肌上支持带
腓骨肌下支持带
胫骨前肌
趾长伸肌

腘肌
胫骨后肌
趾长屈肌
腓骨长肌
踇长屈肌
腓骨短肌

后侧深部

图 5.61 足外翻肌和足内翻肌

表 5.12　足外翻肌和足内翻肌

肌肉	起点	止点	功能
足外翻肌			
腓骨短肌	腓骨外侧远端 2/3（腓骨长肌深层）	第 5 跖骨外侧粗隆	使足外翻 协助踝关节背屈
腓骨长肌	腓骨外侧近端 2/3	内侧楔骨和第 1 跖骨底	使足外翻 协助踝关节跖屈 稳定小腿 支撑内侧足弓（与胫骨前肌协同）
第三腓骨肌	腓骨前侧远端 1/2	第 5 跖骨外侧粗隆和第 4 跖骨底	使足外翻 协助踝关节背屈
足内翻肌			
胫骨前肌	胫骨外侧面 小腿骨间膜	第 1 跖骨底和内侧楔骨	使踝关节背屈 使足内翻 支撑足纵弓
胫骨后肌	胫骨后外侧、腓骨内侧及小腿骨间膜	足舟骨，内侧楔骨，骰骨，跟骨和第 2 ~ 4 跖骨底	使足内翻 协助踝关节跖屈和足内翻

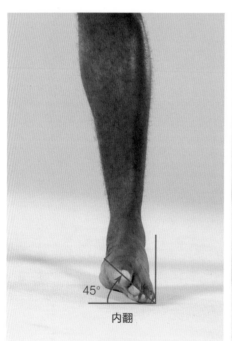
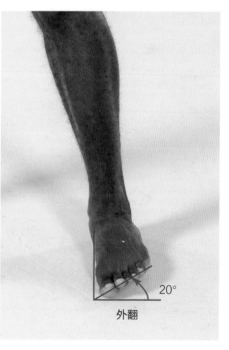

45°　内翻

20°　外翻

图 5.62　足内翻（旋后）正常活动范围是 45°，足外翻（旋前）正常活动范围是 20°

腓侧肌群（足外翻肌）的辅助拉伸法，仰卧位

这种拉伸方法旨在加强足内翻。

1. 拉伸者仰卧于治疗台或地板的垫子上，通过收缩足内翻肌内翻右足（将足底朝向身体中线）。踝在背屈和跖屈的方向中保持中立位。这个动作可让右侧腓侧肌群在无痛状态下拉伸到极限。

2. 搭档用右手抓住并稳定拉伸者的小腿，并用左手抵住拉伸者的右足外侧（小趾侧）（图5.63）。

3. 指导拉伸者开始缓慢地尝试转动足（外翻），对抗搭档用手提供的阻力，使腓侧肌群等长收缩。维持该状态6秒。

4. 等长收缩后，拉伸者放松并深吸气。在这个过程中，搭档将足部保持在起始位置。

5. 呼气时拉伸者收缩足内翻肌，以增加内翻幅度，进一步加深对腓侧肌群的拉伸。

6. 重复上述动作2～3次。

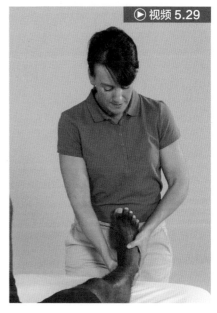

图5.63 腓侧肌群（足外翻肌）的辅助拉伸法，仰卧位

腓侧肌群（足外翻肌）的自我拉伸法，坐位

1. 拉伸者舒适地坐在椅子上，右踝搭在自己的左膝上。内翻足部，使足内侧朝向自己的胸部。用左手抓住足外侧（图5.64）。

2. 尝试向外翻转足，使腓侧肌群等长收缩，维持该状态6秒。等长收缩后，放松并深吸气，并在呼气的同时再次收缩腿部肌肉，使足底转向自己，进一步加深对腓侧肌群的拉伸。

3. 重复上述动作2～3次。

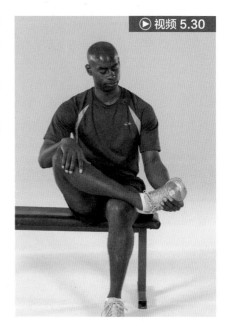

图5.64 腓侧肌群（足外翻肌）的自我拉伸法，坐位

胫骨后肌（足内翻肌）的辅助拉伸法，仰卧位

这种拉伸方法旨在加强足的外翻。

1. 拉伸者仰卧于治疗台或地板的垫子上，通过收缩腓侧肌群（外翻肌）使其左踝外翻（使足底远离中线）。踝在背屈和跖屈的方向中保持中立位。这个位置可让左侧胫骨后肌在无痛状态下拉伸至极限。

2. 搭档用右手抓住拉伸者的小腿，以便稳定它，将左手抵住拉伸者的左足内侧（姆趾侧）（图5.65）。

3. 搭档指导拉伸者开始缓慢地尝试向内翻动足（内翻），对抗搭档用手提供的阻力，使胫骨后肌等长收缩。维持该状态6秒（参见图5.65中的等长收缩静推箭头）。

4. 等长收缩后，拉伸者放松并深吸气。在这个过程中，搭档将足部保持在起始位置。

5. 呼气时拉伸者收缩腓侧肌群，以加强外翻幅度，进一步加深对胫骨后肌的拉伸。

6. 重复上述动作2～3次。

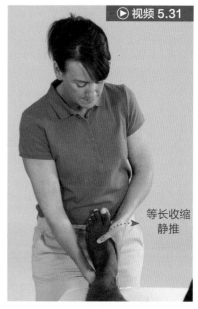

▶ 视频 5.31

等长收缩
静推

图 5.65 胫骨后肌（足内翻肌）的辅助拉伸法，仰卧位

胫骨后肌（足内翻肌）的自我拉伸法，坐位

1. 拉伸者舒适地坐在地板或瑜伽垫上，左膝弯曲，足跟放在地板上。收缩腿部肌肉，使踝关节背屈并向外转动足部，就像要把足底翻到左侧一样。

2. 从起始位置开始，拉伸者双手握住足并抵抗足向内翻动的力量，使内翻肌等长收缩，维持该状态6秒（图5.66）。等长收缩后，放松并深吸气，并在呼气的同时再次收缩肌肉，向左转动足底，进一步加强对内翻肌的拉伸。

3. 重复上述动作2～3次。

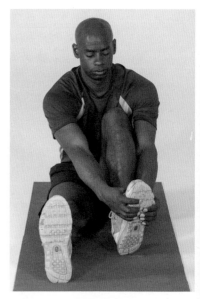

图 5.66 胫骨后肌（足内翻肌）的自我拉伸法，坐位

第 6 章

上肢拉伸

本章涵盖了肩部、手臂和腕部肌肉拉伸方法的介绍。肩关节是全身所有关节中活动范围最大的关节。我们将依次介绍组成肩袖的4块肌肉、肩胛骨稳定肌、影响肩部运动的其他肌肉及移动前臂、腕部和手指的肌肉的拉伸方法。

肩袖肌群

解剖结构

肩袖由 4 块肌肉组成（图 6.1，表 6.1）。它们是肩胛下肌、冈下肌、小圆肌和冈上肌。通常这 4 块肌肉也称为 SITS 肌肉，这是它们的首字母缩写，便于人们记忆。这些肌肉是上肢围绕肩部运动的启动者，同时在运动过程中将肱骨稳定在肩胛骨的关节窝内。SITS 肌肉单独作用时（几乎从不）可产生多种运动，协同作用时则可以在活动过程中使肱骨稳定在肩胛骨上。

肩袖运动损伤很常见，常常分为两大类：肩袖撕裂或撞击综合征。肩袖撕裂指一个或多个肩袖肌腱由于创伤或过度使用而撕裂。最常见的撕裂发生在冈上肌。撞击综合征可以造成肩峰下滑囊炎症和肿胀（滑囊炎）、肩袖炎症（肌腱炎），或在不引发炎症的情况下使肩袖的腱纤维退化（肌腱变性），这常在创伤或过度使用后出现。处理上述任何情况都需以所涉及的解剖结构为依据。在任何情况下，对肩袖肌肉的无痛拉伸都是治疗计划的重要组成部分。

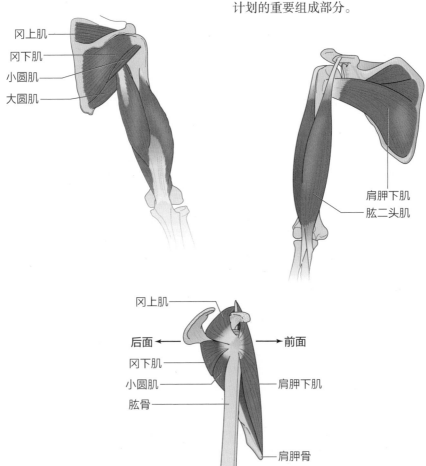

图 6.1　肩袖肌群

表 6.1　肩袖肌群

肌肉	起点	止点	功能
冈下肌	肩胛骨的冈下窝	肱骨大结节（中部）	使肱骨外旋
肩胛下肌	肩胛下窝	肱骨小结节	使肱骨内旋
冈上肌	肩胛骨的冈上窝	肱骨大结节（上部）	将肱骨头固定在关节窝内 启动肩关节外展
小圆肌	肩胛骨外侧缘背面	肱骨大结节（下部）	使肱骨外旋

功能评估

可使用主动运动来评价整个肩带（肱骨、锁骨、肩胛骨）的功能，主要依据其活动度和疼痛感。肩部肌肉肥大、肌张力高及疼痛都可能导致肩部活动受限。肩关节的正常活动范围如下（图 6.2）：

屈曲 = 180°

伸展 = 60°

内收 = 45°

外展 = 180°

内旋 = 90°

外旋 = 50°

水平内收 = 130°

水平外展 = 30°

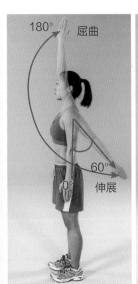
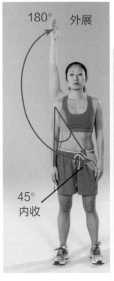
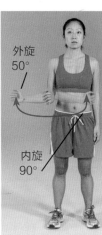
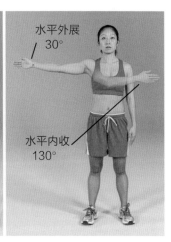

图 6.2　正常的肩关节活动范围

肩胛下肌的辅助拉伸法，仰卧在治疗台上

这种拉伸方法用于改善肱骨的外旋。

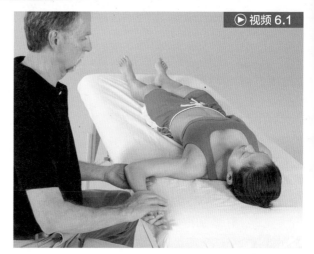

▶ 视频 6.1

1. 拉伸者仰卧于治疗台上，肩关节外展 90°，肘部屈曲 90°。上臂尽量外旋并完全放松，置于治疗台上，避免募集其他肌肉。如果拉伸者肩关节活动范围允许，确保前臂在治疗台之外。这个位置可使拉伸者在无痛范围内最大限度地拉伸肩胛下肌。

2. 搭档一只手置于拉伸者肘部的下方，另一只手握住拉伸者的腕部，以提供阻力，使肩胛下肌等长收缩（没有发生动作位移）（图 6.3）。

图 6.3 肩胛下肌的辅助拉伸法，仰卧在治疗台上。肩关节和肘部均保持 90°，且上臂置于治疗台上

3. 搭档指导拉伸者缓慢内旋肱骨，要求其将注意力集中于手臂的旋转动作上。等长地收缩肩胛下肌 6 秒。（搭档口令："尝试将手腕推向天花板。"）

4. 等长收缩后，拉伸者放松并深吸气。在这个过程中，搭档将手臂保持在起始位置。

5. 呼气时，拉伸者再次收缩冈下肌，进一步外旋肱骨，从而加深对肩胛下肌的拉伸。

6. 重复上述动作 2 ～ 3 次。

肩胛下肌的辅助拉伸法，坐位

这种拉伸方法用于改善肱骨的外旋。

1. 拉伸者坐在长凳或椅子上，双足牢固地平放在地板上。肩关节外展 90°，肘部屈曲 90°，上臂尽可能外旋。这个位置可使拉伸者在无痛范围内最大限度地拉伸肩胛下肌。如果这个动作导致肩袖区域疼痛，尝试以肘关节屈曲 90°，上臂贴在身体一侧的姿势进行拉伸。

2. 搭档使用稳定的站立姿势，将一只手置于拉伸者的肘部下方（然后要求拉伸者放松肩部），另一只手握住她的手腕内侧，使肩胛下肌等长收缩（没有产生动作位移）（图 6.4）。

3. 搭档指导拉伸者缓慢内旋肱骨，要求其将注意力集中于手臂的旋转动作上。等长收缩肩胛下肌 6 秒。（搭档口令："尝试向我的手的方向推你的手腕，从而转动手臂。"）

4. 等长收缩后，拉伸者放松并深吸气。在这个过程中，搭档将手臂保持在起始位置。

5. 呼气时，拉伸者再次收缩冈下肌，进一步外旋肱骨，从而加深对肩胛下肌的拉伸。

6. 重复上述动作 2 ～ 3 次。

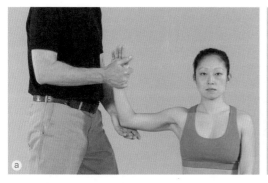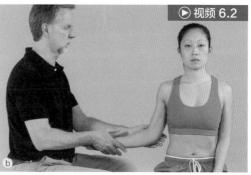

▶ 视频 6.2

图 6.4　肩胛下肌的辅助拉伸法，坐位。a. 肩关节和肘部均保持 90° ，肱骨外旋；b. 上臂贴近身体一侧

肩胛下肌的自我拉伸法，站立位

1. 可以在一个训练架或门框旁进行肩胛下肌的简单拉伸。拉伸者站立，手臂置于体侧，肘部屈曲到 90° ，肱骨尽可能外旋（图 6.5）。可以把手臂想象成一道前后旋转的门。

2. 用门框（或任何固定的直立物体）来对抗拉伸者试图将"门"关上的力（将手臂推向腹部）。维持 6 秒，使肩胛下肌做等长收缩。

3. 使手臂向背部的方向转动来加大拉伸幅度。

4. 重复上述动作 2 ~ 3 次。

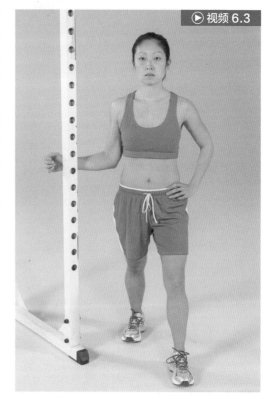

▶ 视频 6.3

图 6.5　肩胛下肌的自我拉伸法，站立位。保持肘部贴近身体侧面

冈下肌和小圆肌的辅助拉伸法，俯卧在治疗台上

这种拉伸方法用于改善肱骨的内旋。

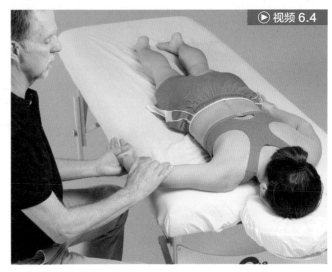

▶ 视频 6.4

图 6.6 冈下肌和小圆肌的辅助拉伸法，俯卧在治疗台上，肩关节和肘部均保持 90°，且上臂置于治疗台上

1. 拉伸者俯卧于治疗台上，肩关节外展 90°，肘部屈曲 90°。手臂尽可能内旋，上臂完全放松，置于治疗台上，避免募集额外的肌肉（俯卧位有助于阻止肩部整体向前旋转，这会对肩部内旋的范围造成假象）。这个位置可以使拉伸者在无痛范围内最大限度地拉伸冈下肌。

2. 搭档一只手置于拉伸者的肘部上面，另一只手放在其腕部下面来提供阻力，使冈下肌等长收缩（图 6.6）。

3. 搭档指导拉伸者缓慢外旋肱骨，要求其将注意力集中于手臂的旋转动作上。等长收缩冈下肌 6 秒。（搭档口令："尽量让手腕推向地面。"）

4. 等长收缩后，拉伸者放松并深吸气。在这个过程中，搭档将手臂保持在起始位置。

5. 呼气时拉伸者收缩肩胛下肌，进一步内旋肱骨，从而加深对冈下肌的拉伸。

6. 重复上述动作 2 ~ 3 次。

冈下肌和小圆肌的辅助拉伸法，坐位

这种拉伸方法用于改善肱骨的内旋。

1. 拉伸者坐在长凳或椅子上，双足牢固地平放在地板上。肩关节外展 90°，肘部屈曲 90°，手臂尽可能内旋（呈稻草人姿势）。确保拉伸者身体坐直，肩部不要向前旋转，因为向前旋转会对肩部内旋的范围造成假象。这个位置可以使拉伸者在无痛范围内最大限度地拉伸冈下肌和小圆肌。

2. 搭档站立，将一只手放在拉伸者肘部的下方（然后要求拉伸者肩部放松），另一只手放在她的手腕背部，提供相应的阻力，使冈下肌等长收缩（没有产生动作位移）（图 6.7）。

3. 搭档指导拉伸者缓慢外旋肱骨，要求其将注意力集中于手臂的旋转动作上。等长收缩冈下肌 6 秒。（搭档口令："尝试将手腕往前推向天花板。"）

4. 等长收缩后，拉伸者放松并深吸气。在这个过程中，搭档将手臂保持在起始位置。

5. 呼气时，拉伸者收缩肩胛下肌，进一步内旋肱骨，从而进一步加深对冈下肌的拉伸。

6. 重复上述动作 2 ～ 3 次。

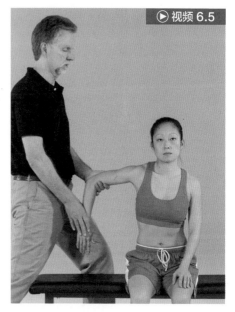

▶视频 6.5

图 6.7 冈下肌和小圆肌的辅助拉伸法，坐位，肩关节和肘部均保持 90°，上臂尽可能内旋

冈下肌和小圆肌的自我拉伸法，站立位

1. 进行冈下肌自我拉伸相对来说要困难些，但在此我们提供一种可行的拉伸方法。采用"锁臂"体位（即，拉伸者站立，将右臂放在背后，肘关节屈曲大约 90°）。将一条弹力带系在固定的运动器材上，背对弹力带站立（图 6.8）。

2. 拉紧弹力带以提供阻力，试着将前臂推向背部，等长收缩冈下肌 6 秒。

3. 等长收缩后向前迈出一两步，使前臂远离后背，手中仍握紧弹力带。在此位置可进一步拉伸冈下肌。

4. 重复上述动作 2 ～ 3 次。

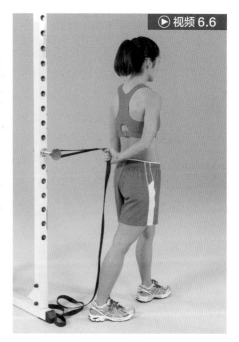

▶视频 6.6

图 6.8 冈下肌和小圆肌的自我拉伸法，站立位

冈上肌的辅助拉伸法，俯卧位

这种拉伸方法可改善肱骨的内旋
和内收。

1. 拉伸者俯卧于治疗台上，右臂
   处于"锁臂"位置（即，拉伸
   者右肘关节屈曲90°，前臂靠
   在下背部）。这个位置可在无
   痛范围内最大限度拉伸冈上肌。

2. 搭档使用稳定的站立姿势，使
   自己能够舒适地稳定住拉伸者
   右肩部和右肘部的顶端。指导
   拉伸者缓慢地将其手臂向身体
   右侧推，搭档提供相应的阻力，
   使冈上肌等长收缩（参见图6.9
   中的等长收缩静推箭头）。

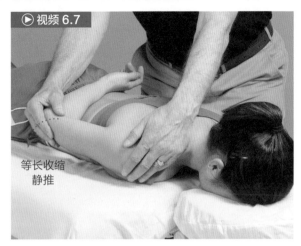

▶视频 6.7

等长收缩
静推

图 6.9 冈上肌的辅助拉伸法，俯卧位

3. 等长收缩后，拉伸者放松并深吸气。在这个过程中，搭档将手臂保持在起始位置。

4. 呼气时，拉伸者将放在下背部的手臂尽可能向对侧拉，进一步加深对冈上肌的拉伸。

5. 重复上述动作 2 ~ 3 次。

冈上肌的辅助拉伸法，坐位

1. 拉伸者坐在长凳或椅子上，双
   足牢固地平放在地板上。身体
   坐直，不要塌腰，右臂置于背
   后的"锁臂"位置。这个位置
   可在无痛范围内最大限度拉伸
   冈上肌。在这个过程中，拉伸
   者的左臂可自然垂于左侧，处
   于放松状态。

2. 搭档在拉伸者左侧使用稳定的
   姿势，右手握住拉伸者右手腕，
   左手置其左臂的肘部。提醒
   拉伸者将身体坐直，并指导其
   缓慢地试图将他的右臂向自己
   右侧的方向拉动。搭档提供相应的阻力使冈上肌等长收缩（图6.10）。

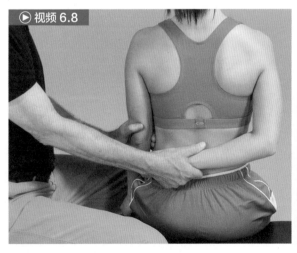

▶视频 6.8

图 6.10 冈上肌的辅助拉伸法，坐位

3. 等长收缩后，拉伸者放松并深吸气。在这个过程中，搭档将手臂保持在起始位置。

4. 呼气时，拉伸者将身后的手臂尽可能向对侧拉，进一步加深对冈上肌的拉伸。

5. 重复上述动作 2 ~ 3 次。

冈上肌的自我拉伸法，坐位

1. 拉伸者坐在长凳或椅子上，双足牢固地平放在地板上。身体坐直，右臂置于背后的"锁臂"位置。这个位置可在无痛范围内最大限度地拉伸冈上肌。在此过程中，确保做这些动作时不会导致右肩部疼痛。拉伸者用左手抓住右手腕，缓慢地尝试将右手向身体右侧的方向拉。左手为右手腕提供阻力，使右侧冈上肌等长收缩（图 6.11）。

2. 等长收缩后，拉伸者放松并深吸气。在这个过程中，将手臂保持在起始位置。

3. 呼气时拉伸者身体坐直，将右手臂尽可能向左侧拉，进一步加深对冈上肌的拉伸。

4. 重复上述动作 2 ~ 3 次。

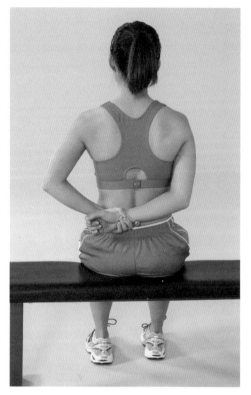

图 6.11 冈上肌的自我拉伸法，坐位

肩胛骨稳定肌

解剖结构

在日常活动和运动中，稳定及活动肩胛骨的能力十分重要。肩胛骨稳定肌（图 6.12，表 6.2）协同工作，确保运动流畅或稳定。菱形肌和斜方肌中部负责控制肩胛骨的后缩运动，前锯肌和胸小肌负责控制肩胛骨的前伸运动。胸大肌和胸小肌会对圆肩和肩部前移产生影响，因此它们间接影响肩胛骨的位置。

- **胸小肌。**手臂向下施加压力时（如用拐杖行走或做俯卧撑时），胸小肌起到稳定肩胛骨的作用。肌张力增高可能导致肩胛骨的下缘外展，同时引起圆肩和肩部前移。

- **菱形肌和斜方肌中部。**虽然菱形肌摸起来常常偏软，但它一般处于过度牵张状态，而非短而紧的状态。这种过度牵张的情况常见于圆肩人群，因为胸肌将肩关节向前拉。在这种情况下，拉伸胸大肌并加强菱形肌的力量都是非常必要的。

- **前锯肌。**手臂承受重量时，前锯肌使肩胛骨相对于胸廓保持稳定状态。它还与菱形肌一起，将肩胛骨固定在背部。当肌张力过高时，前锯肌会使肩胛骨过度前伸并引起圆肩，同时增加菱形肌的离心张力。

功能评估

拉伸者站立，进行肩部的所有运动，观察其活动范围（图 6.2）。密切注意肩胛骨的双侧运动，注意任何活动受限、痉挛或两侧运动的差异等情况。这些情况可能反映肩胛骨稳定肌出现功能障碍，尤其是肌张力过高。

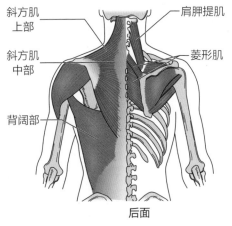

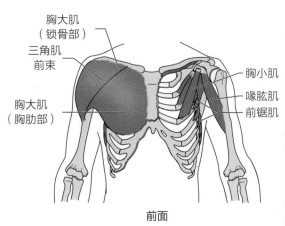

图 6.12　肩胛骨稳定肌

表 6.2 肩胛骨稳定肌

肌肉	起点	止点	功能
斜方肌中部	第 7 颈椎至第 12 胸椎的棘突	肩胛冈	后缩肩胛骨
胸小肌	第 3~5 肋的外面，靠近肋软骨连接部分	肩胛骨喙突的内侧缘和上表面	使肩胛骨前伸、下降和下回旋；前倾肩胛骨 作为辅助呼吸肌：辅助吸气 紧贴胸壁向前上方提拉肩胛骨，以稳定肩胛骨
大菱形肌	第 2~5 胸椎的棘突	肩胛骨的内侧缘，从肩胛冈至肩胛下角	使肩胛骨内收、上提和下回旋 手臂运动时协助稳定肩胛骨
小菱形肌	第 7 颈椎和第 1 胸椎棘突	肩胛骨的内侧缘，肩胛冈的根部	使肩胛骨内收、上提和下回旋 手臂运动时协助稳定肩胛骨
前锯肌	以数个肌齿起自上 8 根肋骨和筋膜的外侧面，下部肌齿与腹外斜肌相互交叉	肩胛骨肋面的内侧缘，上部止于肩胛上角，中部 4 个肌齿止于肩胛骨的内侧缘，下部 4 个肌齿止于肩胛下角	使肩胛骨前伸和上回旋

胸小肌的辅助拉伸法，仰卧位

这种拉伸方法可降低胸小肌过高的肌张力，有利于保持肩胛骨在胸腔上的正常位置。

1. 拉伸者仰卧在治疗台或地板的垫子上。搭档在拉伸者左侧使用稳定且舒服的站立姿势，并用左手握住拉伸者的左手，拉伸者的左上臂可放松置于体侧，这样可以使拉伸者在放松肩部肌肉的同时手臂不会乱动。搭档把右手掌肉多的地方放在拉伸者的肩前部，指导拉伸者把肩部贴近治疗台面或地面，使其肩胛骨向后下方运动。（搭档口令，"肩胛骨向你裤子后袋的方向运动。"）搭档可辅助拉伸者完成这一动作。这样可在无痛范围内最大限度拉伸胸小肌（图 6.13）。

2. 搭档指导拉伸者缓慢地向自己右手的方向旋转肩部，同时右手给予对抗，使胸小肌进行 6 秒的等长收缩。

3. 等长收缩后，拉伸者放松并吸气。呼气时，搭档要求拉伸者再次将肩部拉近治疗台面或地面，肩胛骨向后下方移动，搭档可以轻轻地协助拉伸者完成这一动作。这样可进一步加深对胸小肌的拉伸。

4. 重复上述动作 2 ~ 3 次。

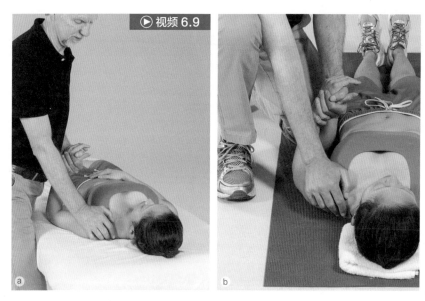

▶视频6.9

图6.13 胸小肌的辅助拉伸法，仰卧位。a. 在治疗台上操作；b. 在垫子上操作

胸小肌的自我拉伸法，站立位

1. 使用与肩同宽的站立姿势或弓步姿势，双手在背后交叉，将肩胛骨拉向后下方。这一动作使胸小肌处于拉伸状态。

2. 左肩前部抵住门框或其他固定的垂直物，然后尝试让肩部缓缓地向前转动（图6.14）。

3. 保持肩部等长收缩6秒后，放松并自然呼吸，然后再一次让肩胛骨向后下方移动，进一步拉长胸小肌。

4. 重复上述动作2～3次。

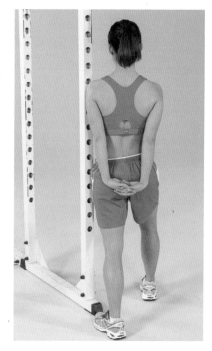

图6.14 胸小肌的自我拉伸法，站立位

菱形肌和斜方肌中部的辅助拉伸法，仰卧位

这种拉伸方法可以改善肩胛骨的前伸运动（即肩胛骨远离人体中线）。

1. 拉伸者仰卧于治疗台或地板的垫子上。左肘关节屈曲，尽可能地将上臂移动到胸前，也可以用右手拉住左手来完成这一动作。身体不能右转，至少保持左侧肩胛骨的一部分接触治疗台面或地面。这个动作可以最大限度地拉伸左侧菱形肌。

2. 搭档面向拉伸者的左侧，采用稳定和舒适的姿势。双手放在拉伸者左侧背后，这样就可以牢固地接触到拉伸者的左侧肩胛骨，手指抓住其肩胛骨的内侧缘（图6.15）。搭档指导拉伸者缓慢地尝试将肩胛骨拉近脊柱，并提供相应的阻力阻止其肩胛骨后缩，完成6秒的等长收缩。在这一过程中，拉伸者要保持正常呼吸。搭档应确保拉伸者的菱形肌参与拉伸，而不仅仅是手臂的推动。

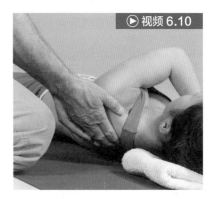

▶ 视频 6.10

图6.15 菱形肌和斜方肌中部的辅助拉伸法，仰卧位

3. 等长收缩后，拉伸者放松并吸气。吸气时，搭档保持肩胛骨和手臂处于起始位置。

4. 呼气时，让拉伸者将上臂放在胸前并伸向右侧更远处，肩胛骨前伸，远离脊柱。这一动作可以增加菱形肌的拉伸幅度。

5. 重复上述动作2～3次。

菱形肌和斜方肌中部的辅助拉伸法，侧卧在治疗台上

这种拉伸方法可以改善肩胛骨的前伸（即肩胛骨远离人体中线）。

1. 拉伸者侧卧，头枕在右臂上，这有助于固定躯干。左臂伸向右侧治疗台边缘，使肩胛骨远离脊柱，最大限度拉长菱形肌和斜方肌中部。

2. 搭档站在拉伸者背后，将双手放在拉伸者的肩胛骨上，保证两个拇指可以摸到肩胛骨的内侧缘（图6.16）。指导拉伸者开始缓慢尝试向脊柱方向后缩肩胛骨，同时双手拇指给予拉伸者对抗，使菱形肌和斜方肌中部进行6秒的等长收缩（参见图6.16中的等长收缩静推箭头）。在这一过程中，拉伸者注意力应放在肩胛骨上。左臂应保持放松。

3. 等长收缩后，拉伸者放松并深吸气。呼气时，手臂伸向治疗台边缘更远处，进一步加深对菱形肌和斜方肌中部的拉伸。

4. 重复上述动作2～3次。

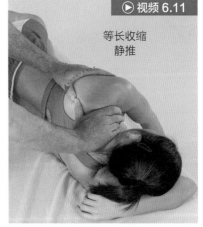

▶ 视频 6.11

等长收缩
静推

图6.16 菱形肌和斜方肌中部的辅助拉伸法，侧卧在治疗台上

菱形肌和斜方肌中部的辅助拉伸法，坐位

1. 拉伸者舒适地坐在长凳上，右肩和肘关节屈曲90°，并将上臂移到胸前。

2. 搭档站在拉伸者后面使用稳定的站立姿势，左手握住他的右肘关节，右手平放在其肩胛骨的内侧缘（图6.17）。

3. 搭档指导拉伸者开始缓慢地向脊柱方向后缩肩胛骨，同时右手给予拉伸者对抗，使右侧菱形肌和斜方肌中部进行6秒的等长收缩。在这个过程中，拉伸者的注意力应放在肩胛骨上，而不是仅仅用右臂推动。

4. 等长收缩后，拉伸者放松并吸气。呼气时，使右臂在胸前伸向对侧更远处。如果需要克服胸大肌的阻碍，搭档可在拉伸者不出现疼痛的前提下帮助其右臂的移动。

5. 重复上述动作两次，然后拉伸另一侧。

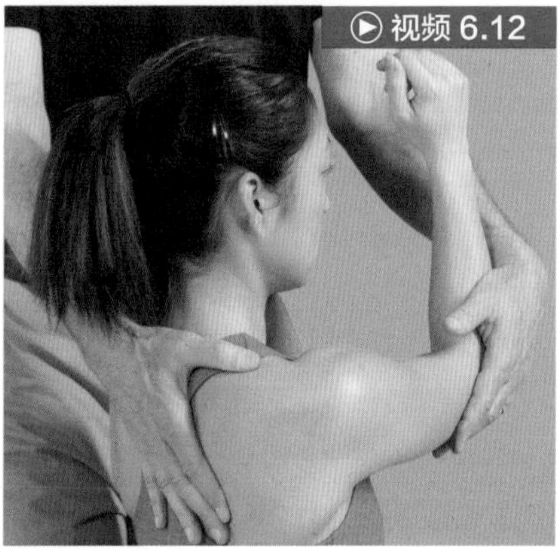

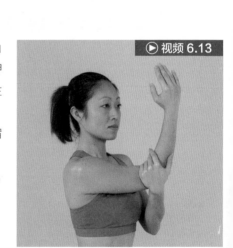

▶ 视频 6.12

图6.17 菱形肌和斜方肌中部的辅助拉伸法，坐位

菱形肌和斜方肌中部的自我拉伸法，坐位

1. 拉伸者舒适地坐在长凳上。肩、肘关节屈曲90°，使上臂位于胸前。这一动作可使肩胛骨远离脊柱，拉伸菱形肌。用另一只手握住肘部，以固定手臂。

2. 尝试让肩胛骨靠近脊柱，使菱形肌等长收缩6秒。

3. 等长收缩后，使上臂在胸前伸向对侧更远处，进一步拉伸菱形肌（图6.18）。

▶ 视频 6.13

图6.18 菱形肌和斜方肌中部的自我拉伸法，坐位

前锯肌的辅助拉伸法，俯卧位

这种拉伸方法可以降低前锯肌的张力，有助于保持肩胛骨在胸腔上处于正常位置。

1. 拉伸者俯卧于治疗台或地板的垫子上，两臂放松地置于身体两侧（此时很容易活动肩胛骨）。搭档在拉伸者头侧并采用稳定且舒适的姿势，把手指指腹（不是手指尖）放在拉伸者的右肩胛骨的外侧缘（图6.19）。搭档指导并帮助拉伸者将肩胛骨向脊柱方向牵拉（后缩）。搭档可能需要给予一些外力才能拉伸到前锯肌的软组织屏障。这

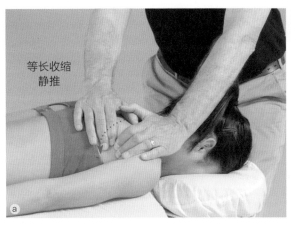 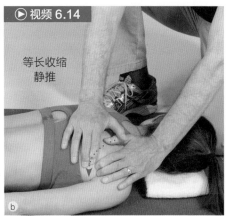

▶ 视频 6.14

等长收缩
静推

图 6.19 前锯肌的辅助拉伸法，俯卧位。a. 在治疗台上操作；b. 在垫子上操作

样能使前锯肌得到最大限度的拉伸。

2. 从起始位置开始，搭档指导拉伸者将肩胛前伸，抵抗手指的阻力，使前锯肌等长收缩 6 秒（参见图 6.20 中的等长收缩静推箭头）。

3. 等长收缩后，拉伸者放松并自然呼吸。呼气时，搭档指导并帮助拉伸者收缩菱形肌使肩胛骨靠近脊柱。这样可以进一步加深对前锯肌的拉伸。

4. 重复上述动作 2 ~ 3 次。

前锯肌的自我拉伸法

这种版本的前锯肌自我拉伸方法需要在无痛原则下内旋肩部，以进入锁臂位。

▶ 视频 6.15

1. 拉伸者使用站立姿势或坐姿，右臂肘关节屈曲，并向后越过下背部，用左手握住右手腕。运用上背部肌肉将右侧肩胛骨尽可能向脊柱拉近。这个动作可以有效地拉伸右侧前锯肌（图 6.20）。

2. 从起始位置开始，专注于移动肩胛骨，使其远离脊柱（肩胛骨的前伸），而不是仅仅将右臂推离身体。保持这个位置，等长收缩前锯肌 6 秒。全程保持正常呼吸。

3. 等长收缩后，深吸一口气。呼气时，拉伸者收缩菱形肌使肩胛骨靠近脊柱。这样可以进一步加深对前锯肌的拉伸。

4. 重复上述动作 2 ~ 3 次。

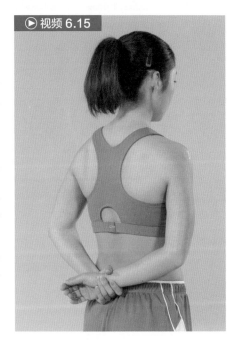

图 6.20 前锯肌的自我拉伸法，锁臂位

其他影响上臂运动的肌肉

解剖结构

　　胸大肌（图6.21，表6.3）是宽而有力的肌肉，能够维持胸部的形态，是上臂运动强大的动力来源。胸大肌可分为两部分：锁骨部和胸肋部。两部分共同作用，使肩关节内收、水平内收和内旋。位于锁骨部的肌肉单独收缩可以协助屈曲肩关节。位于胸肋部的肌肉单独收缩可以使肩关节从屈曲位到伸展位。

　　背阔肌（图6.21，表6.3）是腋后缘的一部分，在把手从头上方位置向下收的活动中会使用它，如游泳和攀岩。虽然我们将背阔肌列为上肢肌肉，但它也常被认为是躯干肌肉，因为背阔肌的肌筋膜非常宽阔，可连接到腰椎、骶骨和髂嵴。它是背部疼痛的原因之一，却经常被忽视。

功能评估

　　拉伸者站立，进行肩部的所有运动，观察其活动范围（图6.2）。本节关注的是胸大肌和背阔肌，因此请注意肩关节在屈曲、外展和水平外展时的活动范围。这些肌肉中的一个或两个处于张力过高状态时，可能导致上述活动范围受限。

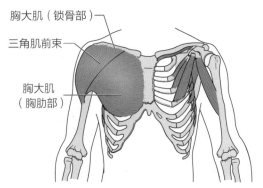
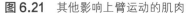
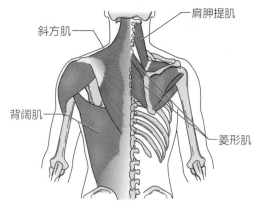

图6.21 其他影响上臂运动的肌肉

表6.3 其他影响上臂运动的肌肉

肌肉	起点	止点	功能
胸大肌	锁骨部：锁骨前侧的内侧半 胸肋部：胸骨和第1~6肋的软骨	肱骨大结节嵴	锁骨部与胸肋部：内收、水平内收和旋肩关节 锁骨部：屈曲肩关节 胸肋部：使肩关节从屈曲位到伸展位内
背阔肌	第7胸椎至第5腰椎棘突通过腰部腱膜连接于骶骨髂嵴	肱骨小结节嵴	使肩关节从屈曲位到伸展位 内收肩关节 沉肩 为肩胛下角提供"衣袋"，以隔开肩胛下角与肋骨

胸大肌的辅助拉伸法，俯卧位

拉伸胸大肌可以改善肩关节水平外展、屈、伸和外旋的活动范围，具体取决于着重拉伸哪些肌肉纤维。注意：通过改变肩关节外展的角度，可以着重拉伸不同的胸大肌纤维。小角度的外展（45°）主要拉伸位于锁骨部的肌肉；大角度的外展（135°）主要拉伸位于下部胸肋部的肌肉。

> 不推荐为肩关节不稳定或有肩关节脱位史的拉伸者使用这种拉伸方法。

1. 拉伸者俯卧于治疗台上，将脸放在护脸圈上。如果没有护脸圈，可将头转向一侧。右肩关节外展至90°并外旋，肘关节屈曲90°。上臂放松地置于治疗台上。搭档站在拉伸者右侧，指导拉伸者将右臂向天花板方向尽可能高地抬起，在这一过程中要保持前臂处于水平位。抬高上臂时，确保拉伸者的胸骨不要离开治疗台面。如果胸骨离开了治疗台面，说明躯干发生了旋转。这个起始姿势可以在无痛范围内最大限度拉长胸大肌。

2. 搭档用右前臂和手从拉伸者的肘部开始支撑拉伸者的右前臂和手（从右肘关节到右手）（图6.22a），或用左手托住拉伸者的肘部，右手托住其手腕（图6.22b）。指导拉伸者开始缓慢地尝试以肘部带动上臂，向下和向身体中线移动，使胸大肌等长收缩6秒（参见图6.22中的等长收缩静推箭头）。在这个过程中，要确保菱形肌处于放松状态。

3. 等长收缩后，拉伸者放松并自然呼吸。在这个过程中，搭档保持其上臂处于起始位置。

4. 呼气时，搭档提醒拉伸者把上臂进一步抬高，但要保持前臂处于水平位且胸骨贴着床面，防止躯干出现扭转。

5. 重复上述动作2～3次。记住，改变上臂外展的角度可以使胸大肌的不同部位分别得到拉伸。

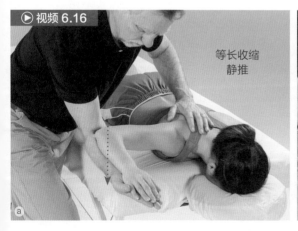
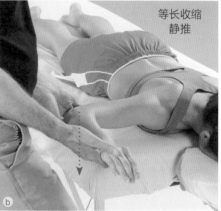

图6.22 胸大肌的辅助拉伸法，俯卧位。a. 肘部和手腕支撑拉伸者的肘部和手腕；b. 双手支撑。确保拉伸者的胸骨不会离开治疗台面

胸大肌的辅助拉伸法，坐位

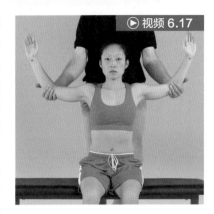

1. 拉伸者坐在长凳或椅子上。确保拉伸者脊柱挺直，头部放松。在整个拉伸过程中，搭档需确保拉伸者不要前伸下颌，这会给颈部带来不必要的压力。肩关节外旋90°并外展，肘关节屈曲90°（举手姿势）。然后，搭档指示拉伸者主动将两侧肩胛骨拉近，水平外展肩关节，在无痛范围内有效拉伸胸大肌。

2. 搭档站在拉伸者身后，在肘关节处对拉伸者的上臂予以支撑（图6.23）。搭档指导拉伸者开始缓慢尝试将两侧手臂拉到一起（像使用蝴蝶机一样），胸大肌等长收缩6秒。在胸大肌的等长收缩期间，菱形肌应处于放松状态。

图6.23　胸大肌的辅助拉伸法，坐位

3. 等长收缩后，拉伸者放松并自然呼吸。在这个过程中，搭档保持上臂处于起始位置。

4. 呼气时，搭档指示拉伸者将手臂向后拉。在这个过程中，需保持前臂处于垂直位。提醒拉伸者不要前伸下颌。

5. 重复上述动作2～3次。记住，改变肩关节外展的角度可以使胸大肌的不同部位分别得到拉伸。

胸大肌的自我拉伸法，站立位

胸大肌的自我拉伸可以借助练习架、门框或其他任何垂直物体，在胸大肌的等长收缩过程中提供阻力。通过调整手臂的高度来拉伸胸大肌的不同部位。注意：上臂上抬较高主要拉伸胸肋部的胸大肌，上臂上抬较低主要拉伸锁骨部的胸大肌。

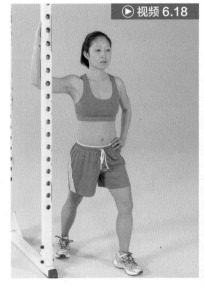

1. 拉伸者站在练习架旁，用前臂抵住练习架的垂直部分。注意姿势，采用宽距前后弓步站立，保持背部直立，而不是后伸的。用背部上方的肌肉将上臂尽可能远地向后拉，然后向前迈一步或两步，直到前臂再次贴到垂直物上。此为起始姿势（图6.24）。

2. 拉伸者前臂用适当的力量缓慢地对抗直立物，使胸大肌等长收缩。注意上臂只是推，而不能发生动作位移。全程保持正常呼吸。等长收缩6秒，然后放松。

图6.24　胸大肌的自我拉伸法，站立位

3. 再一次呼吸，呼气时，用上背部肌肉拉动上臂继续向后移动，尽可能远离垂直物。这样可以进一步拉伸胸大肌。

4. 保持住手臂新的拉伸位置，向前走，使前臂再次接触垂直物。然后，重复上述动作2～3次。

背阔肌的辅助拉伸法，俯卧位

这种拉伸方法通过模拟高位下拉训练来提高背阔肌的力量，增加肩关节屈曲和外旋的活动范围。

1. 拉伸者俯卧于治疗台上，双臂向头顶的方向伸展（超人姿势），并向外旋转（拇指向上）。这个姿势可拉伸背阔肌至最大限度。

2. 搭档使用稳定的前后弓步姿势，牢牢握住拉伸者的手臂或手腕（图6.25a）。如果拉伸者在手腕被抓握时感到不适，搭档握住其肘部可能会更舒适些（图6.25b）。搭档指导拉伸者开始缓慢地尝试将肘部拉向身体两侧并使手臂内旋，并给予相应的阻力，使双侧背阔肌等长收缩6秒。

3. 等长收缩后，拉伸者放松并自然呼吸。

4. 呼气时，搭档指示拉伸者向头顶方向伸展手臂（尽可能远离足部），并更大幅度地外旋手臂，进一步加深对背阔肌的拉伸。

5. 重复上述动作2～3次。

▶视频6.19

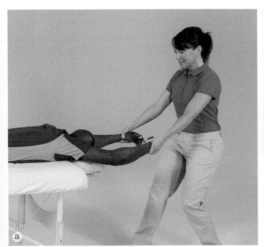
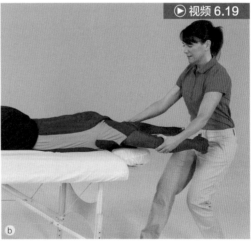

图6.25 背阔肌的辅助拉伸法，俯卧位。a. 握住手腕；b. 握住肘部

背阔肌的辅助拉伸法，坐位

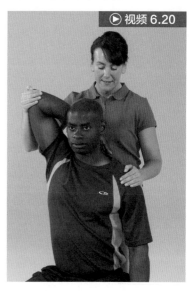

▶视频 6.20

1. 该拉伸方法可以在坐位或站立位完成，但坐位可以稳定拉伸者髋关节。搭档指导拉伸者保持背部和颈部伸直，肘关节屈曲，使右手穿过脑后，但向左肩。搭档需确保拉伸者在做这个动作的过程中，下颌没有被迫抵至胸前（图 6.26）。这种方式可有效地拉伸右侧背阔肌。

2. 搭档在拉伸者身后使用稳定的站立姿势，将右手放在拉伸者的右肘部，左手置于其左肩上，以稳定拉伸者。从起始位置开始，搭档指导拉伸者尝试将右臂向右下移动，同时搭档需提供相应的阻力来抵抗该运动。拉伸者全程保持正常呼吸，等长收缩右侧背阔肌 6 秒。

3. 等长收缩后，搭档指示拉伸者将右臂尽可能远地向左伸，以增加右侧背阔肌的拉伸程度。

4. 重复上述动作 2 ～ 3 次。

5. 为了进一步增强拉伸，可让拉伸者身体向左边侧弯。

图 6.26 背阔肌的辅助拉伸法，坐位

背阔肌的自我拉伸法，站立位 ，使用拉杆

这种拉伸方法在等长收缩期间使用自重提供阻力。

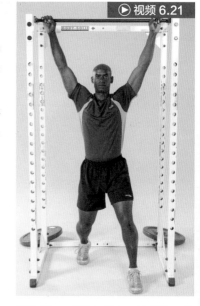

▶视频 6.21

1. 双手放在拉杆上，两手分开距离至少与肩同宽，使用弓步姿势，身体向地面降，直到手臂完全伸直并承受自重（图 6.27）。这个姿势将有效拉伸背阔肌。

2. 从此位置缓慢尝试做引体向上。目标是单纯地等长收缩背阔肌，而不是完成上拉动作。保持这种等长收缩 6 秒，全程保持正常呼吸。

3. 放松并自然呼吸。呼气时，让身体缓慢向地板的方向降，进一步强化背阔肌的拉伸。

4. 重复上述动作 2 ～ 3 次。

图 6.27 背阔肌的自我拉伸法，站立位，使用拉杆

背阔肌的自我拉伸法，坐位

1. 这种拉伸方法可以在坐位或站立位完成，但坐姿可以通过稳定髋部，帮助保持良好的身体姿势。拉伸者保持背部和颈部伸直，肘关节屈曲，将右手穿过脑后，伸向左肩。用左手抓住右侧肘关节（图6.28）。

2. 从起始位置开始，拉伸者尝试将右臂向右下方移动，与此同时，左手提供相应的阻力抵抗该运动。使右侧背阔肌等长收缩6秒，全程保持正常呼吸。

3. 放松并自然呼吸。等长收缩后，拉伸者将右臂伸向左边的更远处，进一步增加右侧背阔肌的拉伸程度。

4. 重复上述动作2～3次。

5. 为了进一步增强拉伸，身体可向左边侧弯。

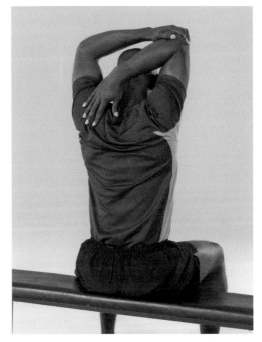

图6.28 背阔肌的自我拉伸法，坐位

肘部肌肉：肱二头肌和肱三头肌

解剖结构

　　肱二头肌是一块有两个头的双关节肌。它跨过肩关节和肘关节，影响两个关节的运动。肱二头肌的基本功能是协助肩关节屈曲、使肘关节屈曲及使前臂旋后。肱三头肌是有三个头的双关节肌，跨过肩关节和肘关节，影响两个关节的运动。肱三头肌的基本功能是使肘关节伸展，长头还可以协助肩关节伸展。图 6.29 和表 6.4 展示并介绍了这些肌肉。

功能评估

　　肘关节屈曲可能会受到前臂肌群体积和肱三头肌肌张力过高的限制。一般情况下，拉伸者应该能够屈肘至手触及自己肩部的前侧。肘关节的正常活动范围（图 6.30）如下：

　　屈曲 = 150°

　　伸展 = 0°

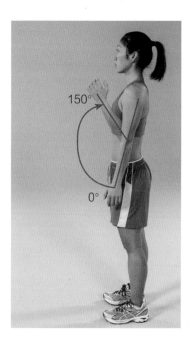

图 6.30　肘关节屈曲 – 伸展的正常活动范围

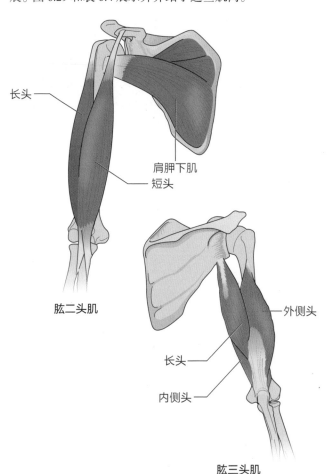

长头

肩胛下肌

短头

肱二头肌

外侧头

长头

内侧头

肱三头肌

图 6.29　肱二头肌和肱三头肌

表6.4　肱二头肌和肱三头肌

肌肉	起点	止点	功能
肱二头肌	长头：肩胛骨盂上结节 短头：肩胛骨喙突	桡骨粗隆和前臂肱二头肌肌腱膜	屈曲肩关节和肘关节 使前臂旋后 长头协助肩关节外展 短头协助肩关节内收 在提拉和搬运重物时，肱二头肌可以将肱骨固定在肩关节窝
肱三头肌	长头：肩胛骨盂下结节 外侧头：肱骨近端后外侧面 内侧头：肱骨后内侧中下 2/3	尺骨鹰嘴	伸展肘关节 仅有长头参与的时候：伸展肩关节

肱二头肌的辅助拉伸法，仰卧位

这种拉伸方法可以提高肘关节和肩关节伸展的活动范围。

1. 拉伸者仰卧，左肩位于治疗台的边缘，确保肩部的活动范围不受限制。肘伸直，肩关节最大限度后伸。前臂处于中立位，既不内旋，也不外旋（手掌向内）。这个位置可使肱二头肌有效拉伸至最大限度。

2. 搭档右手握住拉伸者左前臂并给予阻力，使肱二头肌进行等长收缩。左手固定住拉伸者肩部（图6.31）。

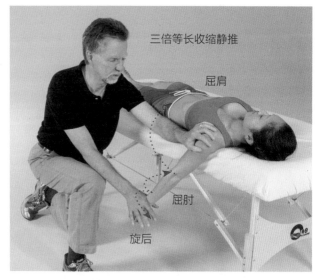

图6.31　肱二头肌的辅助拉伸法，仰卧位

3. 搭档指导拉伸者缓慢地尝试屈曲左肩关节和肘关节，以及前臂旋后，等长收缩肱二头肌6秒（参见图6.31中的等长收缩静推箭头）。（搭档口令："尝试前臂旋后，屈曲肘关节，并将手臂抬向天花板。"）

4. 等长收缩后，拉伸者放松并深吸气。在这个过程中，上臂可以向地板落下或者保持在起始位置。

5. 呼气时，拉伸者肱三头肌收缩，使肩关节进一步伸展，加深肱二头肌的拉伸程度。

6. 重复上述动作2～3次。

肱二头肌的辅助拉伸法，坐位

这种拉伸方法可以提高肘关节和肩关节伸展的
活动范围。

1. 拉伸者坐在长凳或椅子上，双足牢固地放
   在地板上。身体坐直，左侧肘关节伸直，
   左臂最大限度后伸，但肩部不要旋前。前
   臂旋前（手掌面向后）。这个位置可有效
   拉伸肱二头肌至最大限度。

2. 搭档保持一个稳定的体位并提供相应的阻
   力，使肱二头肌等长收缩。右手托住拉伸
   者左侧肘关节，左手握住其腕部（图6.32）。

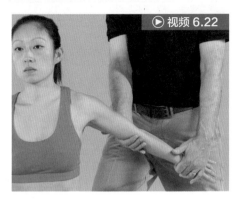

图 6.32 肱二头肌的辅助拉伸法，坐位

3. 搭档指导拉伸者开始缓慢地将前臂翻转向
   上，屈曲左肩关节和肘关节，等长收缩肱二头肌6秒。（搭档口令："尝试前臂旋后，
   屈曲肘关节，并将手臂拉至前面。"）

4. 等长收缩后，拉伸者放松并深吸气。在这个过程中，搭档将上臂保持在起始位置。

5. 呼气时拉伸者肱三头肌收缩，使上臂进一步向后伸展。如果可能，更大限度地将前臂
   旋前，加深肱二头肌的拉伸程度。

6. 重复上述动作2～3次。

肱二头肌的自我拉伸法

自我拉伸肱二头肌虽然很难，但还是可以做到的。

1. 拉伸者利用一个水平的表面，如栏杆、舞蹈
   把杆或是椅子的后背。也可以将门关上，用
   门把手练习。拉伸者站立（或单腿跪地），
   上臂伸直，掌心向内，使上臂尽可能远地伸
   向后方，保持躯干直立。将伸展的前臂放在
   水平物体上或者握住门把手（图6.33）。

2. 从起始位置开始，尝试将手向地板方向压
   （即屈肩、屈肘），等长收缩肱二头肌6秒。

3. 等长收缩后，上臂伸向背后更远处。为了完
   成该练习，可能需要采用半跪的合适姿势。

4. 重复上述动作2～3次。

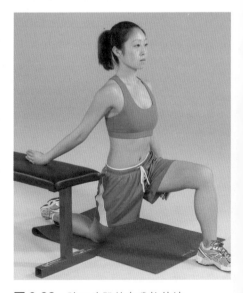

图 6.33 肱二头肌的自我拉伸法

肱三头肌的辅助拉伸法，俯卧位

这种拉伸方法可在肘部弯曲的情况下提高肩部的屈曲。

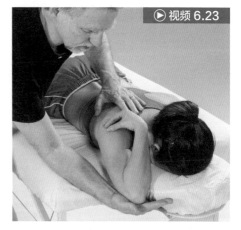

▶视频 6.23

1. 拉伸者俯卧，头放在护脸圈上或者转向一侧。右侧肩、肘关节屈曲，右手尽力触摸右侧肩胛骨，上臂尽可能靠近耳朵。肘部（肱骨后部）的平坦部分指向地板，而不要翻向外侧。这个姿势可将肱三头肌有效地拉伸至最大限度。

2. 搭档采用舒适且稳定的弓步站立位，并将手放在拉伸者的肘部下方（图 6.34），指示拉伸者开始缓慢地与自己对抗，试图将肘指向地面，等长收缩肱三头肌 6 秒。

图 6.34 肱三头肌的辅助拉伸法，俯卧位

3. 等长收缩后，拉伸者放松并深吸气。在这个过程中，搭档将上臂保持在起始位置。

4. 呼气时，指示拉伸者将手伸向背部后下方更远处，保持上臂靠近耳朵，进一步加深对肱三头肌的拉伸。

5. 重复上述动作 2 ~ 3 次。

肱三头肌的辅助拉伸法，坐位

这种拉伸方法可在肘部弯曲的情况下提高肩部的屈曲。

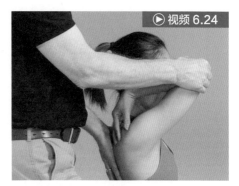

▶视频 6.24

1. 拉伸者坐在长凳或椅子上，双足牢固地放在地板上。身体坐直，右侧肩、肘关节屈曲，尽力触摸右侧肩胛骨，上臂尽可能靠近耳朵。肘部（肱骨后部）的平坦部分指向前方，而不是翻向外侧。这个姿势可将肱三头肌有效地拉伸至极限。

2. 搭档使用稳定的站立姿势，右手放在拉伸者的肘部，左手置于其肩后，帮助其稳定

图 6.35 肱三头肌的辅助拉伸法，坐位

   体位（图 6.35）。搭档指导拉伸者开始将肘部缓慢地推向搭档的右手，试图将肘部指向地面，等长收缩肱三头肌 6 秒。

3. 等长收缩后，拉伸者放松并深吸气。在这个过程中，搭档将上臂保持在起始位置。

4. 呼气时，指示拉伸者手伸向背部后下方更远处，保持上臂靠近耳朵，进一步加深对肱三头肌的拉伸。

5. 重复上述动作 2 ~ 3 次。

肱三头肌的自我拉伸法

1. 拉伸者垂直站立，保持背部和颈部伸直。这种拉伸也可以以坐姿完成。

2. 右侧肩、肘关节屈曲，尽力触摸右侧肩胛骨。上臂尽可能靠近耳朵，肘部的平坦部分（肱骨的后面）指向前方，而不是翻向外侧。这个姿势可将肱三头肌有效地拉伸至极限。

3. 拉伸者可以用左手抓住右侧肘部，为右侧肱三头肌等长收缩提供阻力，手臂姿势如图 6.36 所示。保持颈部竖直。等长收缩肱三头肌 6 秒，全程保持正常呼吸。

4. 等长收缩后，放松并深吸气。呼气时，手触摸背部下方更远处。确保在此拉伸过程中保持脊柱（背部和颈部）伸直，以获得最佳效果。

5. 重复上述动作 2 ~ 3 次。

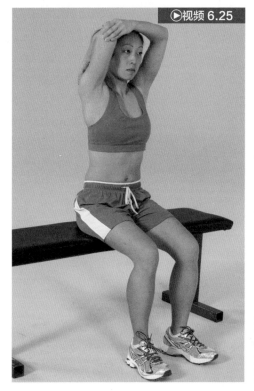

►视频 6.25

图 6.36 肱三头肌的自我拉伸法，避免塌腰

腕部和手部的肌肉

通常情况下，棒球运动员、壁球运动员、音乐家、杂货店员和打字员等职业人的腕部和前臂肌肉的张力都比较高。保持腕部具有正常的活动范围有助于减少过度使用导致的慢性肌腱炎或长期重复应力性损伤（如腕管综合征）的风险。因为屈伸腕关节的肌肉在日常生活中广泛地参与活动，所以即使是下肢主导项目的运动员也会从拉伸这些肌肉中受益。

解剖结构

主要的腕屈肌有 3 块：桡侧腕屈肌、尺侧腕屈肌和掌长肌（图 6.37，表 6.5）。这些肌肉的共同起点是肱骨内上髁，此处也是重复应力性肌腱炎——高尔夫球肘的发病位置。在前臂的另一侧，有 3 块主要的腕伸肌：桡侧腕长伸肌、桡侧腕短伸肌和尺侧腕伸肌。它们的共同起点是肱骨外上髁，此处也是网球肘最常见的发病位置。网球肘是一种常见

的重复应力性肌腱炎，多发于持拍类运动的参与人群。

- **网球肘和高尔夫球肘。**网球肘和高尔夫球肘是肘部常见的腕伸肌和腕屈肌肌腱重复应力性损伤的别称。网球肘指肱骨外上髁肌腱炎，患者感觉到肘部外侧有疼痛感。高尔夫球肘指肱骨内上髁肌腱炎，患者感觉到肘部内侧有疼痛感。当只存在疼痛而没有炎症时，该症状应被称为肱骨上髁病。这些症状通常是重复性应力引起的，但也有可能发生于急性创伤后。重复应力性损伤可能由在肘部运动期间握住或挤压手中的物体（如网球拍或高尔夫球杆）或重复移动手指（如打字或钢琴演奏）导致。除了治疗师要求的活动，还可通过增加按摩治疗及在无痛的前提下拉伸手腕和手指的屈肌、伸肌来改善这些状况。

- **腕管综合征。**腕管综合征指通过腕管的手腕中枢神经被挤压而引起的疼痛症状。症状包括患病手疼痛和麻木；患病手难以抓

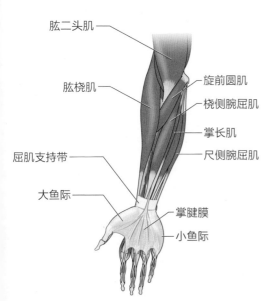

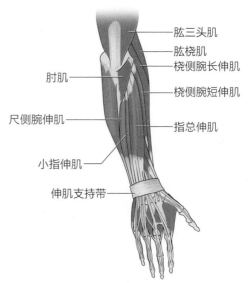

图 6.37　腕部和手部的肌肉

表 6.5　腕部和手部的肌肉

肌肉	起点	止点	功能
腕屈肌			
桡侧腕屈肌	肱骨内上髁	第2、第3掌骨底	屈曲、外展腕关节
尺侧腕屈肌	肱骨内上髁，尺骨近端后面	豌豆骨，钩骨，第5掌骨底	屈曲、内收腕关节
掌长肌（有时缺少该部分）	肱骨内上髁	掌腱膜	协助屈曲腕关节
腕伸肌			
桡侧腕短伸肌	肱骨外上髁	第3掌骨底	伸展腕关节
桡侧腕长伸肌	肱骨外上髁 肱骨外侧髁上嵴	第2掌骨底	伸展、外展腕关节
尺侧腕伸肌	肱骨外上髁，尺骨近端后面	第5掌骨底	伸展、内收腕关节

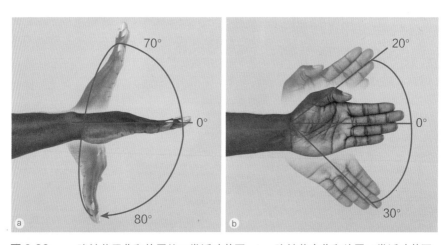

图 6.38　a. 腕关节屈曲和伸展的正常活动范围；b. 腕关节内收和外展正常活动范围

紧或握牢物体，因此物体会掉下来；患者前臂、手掌或手指（中的一个或多个部位）疼痛。腕管综合征的诱因有很多，可能包含重复使用，特别是打字；从事如紧握网球拍、高尔夫球杆或其他物体的体力活动；错误的睡姿（手紧握拳或手腕屈曲）。其他一些因素也会导致该损伤，如胸廓出口综合征、错误的姿态或关节不稳定。除了治疗师要求的活动，还可通过增加按摩治疗和及在无痛的前提下拉伸手腕和手指的屈肌、伸肌来改善这些状况。

功能评估

　　腕关节的活动范围受限不是很常见，除非手腕因为某种原因无法移动。腕关节的正常活动范围从中立位开始测量（图6.38），范围如下：

　　屈曲 = 80°

　　伸展 = 70°

　　尺偏（内收）= 30°

　　桡偏（外展）= 20°

腕、指屈肌的辅助拉伸法，仰卧位

这种拉伸方法可增加腕部和指部的伸展幅度。

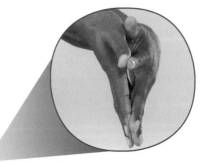

1. 拉伸者仰卧，左肘伸直，上臂放松置于治疗台上，手腕和手指最大限度地伸展。确保台面不会阻挡手腕完全伸展。这种拉伸可在无痛范围内最大限度拉长左侧腕、指屈肌。

2. 搭档将右手的手掌与手指放在拉伸者左手的手掌与手指上，即两掌相贴。用另一只手固定拉伸者的腕部和前臂（图6.39）。

3. 搭档指导拉伸者开始缓慢尝试屈腕、屈指（包括拇指），等长收缩腕、指屈肌6秒。

4. 等长收缩后，拉伸者放松并自然呼吸。在这个过程中手腕和手指保持在起始位置。

图6.39 腕、指屈肌的辅助拉伸法，仰卧位

5. 呼气时，拉伸者腕、指伸肌等长收缩，加深腕屈肌的拉伸程度。搭档缓慢用力推动拉伸者手指，进一步拉伸。

6. 重复上述动作2～3次。

腕、指屈肌的自我拉伸法，坐位

1. 为了拉伸腕屈肌，拉伸者可选择舒适的坐位，右臂伸直，位于身体前方，肘伸直，手腕和手指尽可能伸展。这种拉伸可在无痛范围内最大限度拉伸右手腕（和手指）屈肌。

2. 拉伸者把左手手掌和手指放在右手手掌和手指上（图6.40）。拉伸者开始缓慢试图屈曲左手手腕和手指（包括拇指），以对抗左手的阻力，等长收缩右手腕、指屈肌6秒。

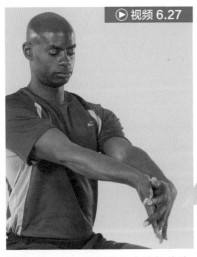

图6.40 腕、指屈肌的自我拉伸法，坐位

3. 等长收缩后，拉伸者放松并吸气，保持手腕和手指在起始位置。呼气时，右侧腕、指伸肌收缩，进一步加强腕、指屈肌的拉伸。拉伸者可以用左手推动右手手指来加大拉伸的幅度。

4. 重复上述动作 2 ～ 3 次。

腕、指伸肌的辅助拉伸法，仰卧位

这种拉伸方法主要增加腕、指屈肌的屈曲幅度。

1. 拉伸者仰卧，右肘伸直，手臂放松地置于治疗台上。将大拇指向手心弯曲，然后屈曲手指和手腕，形成半握拳。确保治疗台面不会阻碍手腕的屈曲。这可在无痛范围内最大幅度拉长右侧腕、指伸肌。拉伸者应该首先充分屈腕，然后最大幅度地屈指。先屈指会使屈腕的幅度受限，我们的主要目的是最大限度地屈腕。

2. 搭档用右手包住拉伸者的拳头，手指和手指对齐。另一只手固定拉伸者的腕部和前臂（图6.41）。

3. 搭档指导拉伸者开始缓慢尝试将腕部和手指伸展（包括拇指），使腕、指伸肌等长收缩6秒。

4. 等长收缩后，拉伸者放松并吸气。在这个过程中，保持腕部和手指处于起始位置。

5. 呼气时，拉伸者再次收缩腕、指屈肌，加深伸肌群的拉伸幅度。搭档可以轻轻地推拉伸者的手指，进一步加深对伸肌的拉伸。

6. 重复上述动作 2 ～ 3 次。

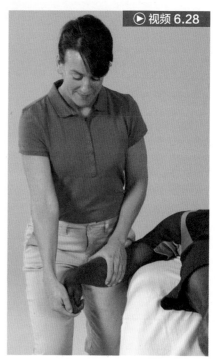

▶ 视频 6.28

图 6.41 腕、指伸肌的辅助拉伸法，仰卧位

腕、指伸肌的自我拉伸法，坐位

1. 为了拉伸腕伸肌群，拉伸者选择舒适的坐位，右臂伸直，内旋，手臂置于身体前方，腕、指尽最大幅度屈曲。这可在无痛范围内最大限度拉伸腕、指伸肌。首先要充分屈腕，然后向手心弯曲大拇指，再屈曲剩下四根手指。先屈指会限制屈腕的幅度，而我们的主要目的是最大幅度地屈腕。

2. 用左手包住右手，右手腕、指缓缓地伸展（包括拇指），左手提供阻力，右手等长收缩腕、指伸肌 6 秒（图 6.42）。

3. 等长收缩后，拉伸者放松并吸气，保持腕部和手指处于起始位置。呼气时，再次收缩右侧腕、指屈肌，进一步加深对伸肌的拉伸。

4. 重复上述动作 2 ~ 3 次。

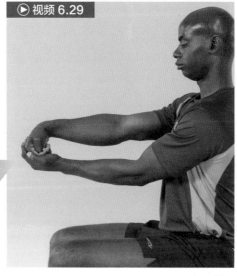

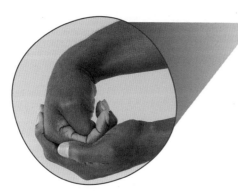

图 6.42 腕、指伸肌的自我拉伸法，坐位

前臂旋前肌和前臂旋后肌

解剖结构

旋前肌和旋后肌（图 6.43，表 6.6）作为疼痛源经常被人们忽视。

• **前臂旋前肌**。前臂旋前肌的功能障碍可引发类似于肱骨内上髁肌腱炎（高尔夫球肘）的疼痛，并且该肌肉的扳机点在手腕的桡侧，这使得一些人自我诊断为患上腕管综合征。腕管综合征是由正中神经受压迫引起的，其特征在于正中神经的麻木、前臂深处的疼痛及手无力。两个前臂旋前肌都处于肌张力过高的状态下时，自然静息状态下的前臂倾向于旋前。

• **前臂旋后肌**。前臂旋后肌的功能障碍可引发类似于肱骨外上髁肌腱炎（网球肘）的疼痛。前臂旋后肌可能由于受到过度的离心应力而受伤，特别是在肘部保持伸直的活动中，如在网球中反手击球时、携带沉重的手提箱时，甚至在遛狗中拉住牵引绳时。桡神经在深部和浅部的前臂旋后肌之间穿过，神经卡压通常以无力而不是疼痛为特征。

功能评估

正常活动范围应从中立位开始测量（图 6.44），范围如下：

旋前 = 90°

旋后 = 90°

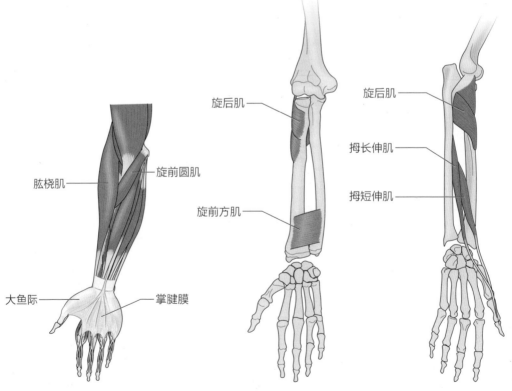

图 6.43　前臂肌肉

表 6.6　前臂肌肉

肌肉	起点	止点	功能
旋前方肌	尺骨前面远端 1/4	桡骨前面远端 1/4	前臂主要的旋前肌
旋前圆肌	尺骨冠突内侧和肱骨内上髁	桡骨体中部外侧	使前臂旋前（相对于旋前方肌来说是次要肌肉），在肘关节屈曲中发挥微弱的作用
旋后肌	肱骨外上髁，肘关节桡侧副韧带和桡骨环状韧带，旋后肌嵴	桡骨体近 1/3 的外侧端	肘关节伸直时使前臂旋后 在肘关节已经屈曲时协助肘关节进一步屈曲并使前臂旋后

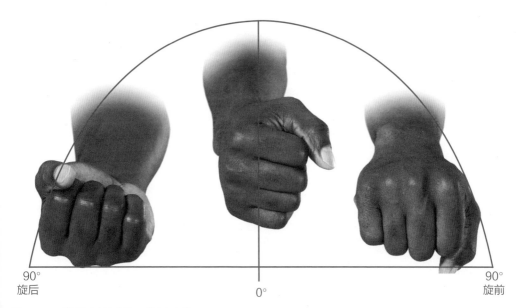

90°
旋后

0°

90°
旋前

图 6.44　旋前和旋后的正常活动范围

前臂旋后肌的辅助拉伸法，仰卧位

这种拉伸方法可增加前臂旋前的活动范围。

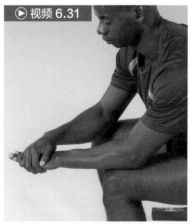

▶ 视频 6.30

1. 拉伸者仰卧于治疗台或地板的垫子上，右上臂放松置于体侧，肘关节屈曲至约90°，因此搭档很容易站立或跪在拉伸者的身边，抓住拉伸者手腕。搭档指导拉伸者尽可能使右前臂和手旋前（手掌向下转）。这使旋后肌在无痛范围内最大限度地拉伸。

2. 拉伸者使用稳定的站立姿势，一只手较舒适地扶着拉伸者的前臂，另一只手握住拉

图6.45 前臂旋后肌的辅助拉伸法，仰卧位

伸者的手腕和手。注意，保持拉伸者的手腕处于中立位，既不屈曲也不伸展，这样可以避免关节承受过度的压力（图6.45）。搭档的抓握应从拉伸者手腕的近端延伸到远端，最大限度地减少关节上的任何扭转应力。

3. 搭档指导拉伸者开始缓慢地使前臂旋后（手掌向上转），等长收缩旋后肌6秒。

4. 等长收缩后，拉伸者放松并吸气。在这个过程中，保持前臂处于起始位置。

5. 呼气时拉伸者再次收缩旋前肌，进一步加深对旋后肌的拉伸。搭档可以稍微帮助拉伸者进行前臂的旋前，加强拉伸程度。

6. 重复上述动作2～3次。

前臂旋后肌的自我拉伸法，坐位

1. 拉伸者以舒适的姿势坐下，上半身向前屈，将前臂放松地置于大腿上。左肘关节屈曲，旋转左前臂，使手掌朝下（旋前）。这个位置可拉伸旋后肌。

2. 拉伸者将右手握在左手上，右手的手指可以握住左手和手腕的小指侧（图6.46）。

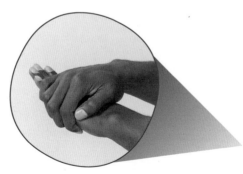

▶ 视频 6.31

图6.46 前臂旋后肌的自我拉伸法，坐位

3. 从起始位置开始，拉伸者缓慢尝试旋转前臂，使手掌朝向上方（旋后），等长收缩旋后肌 6 秒。收缩后，放松并吸气。

4. 呼气时，旋转前臂，使手掌向下，进一步加深对旋后肌的拉伸。

5. 重复上述动作 2 ～ 3 次。

前臂旋前肌的辅助拉伸法，仰卧位

这种拉伸方法改善了前臂旋后的活动范围。

1. 拉伸者仰卧于治疗台或地板的垫子上，右上臂放在身侧，肘关节屈曲至约90°，因此搭档很容易站立或跪在拉伸者身边，抓住其手腕。搭档指导拉伸者尽可能地旋后右前臂和手（手掌向上转），这个位置可在无痛范围内最大限度地拉伸旋前肌。

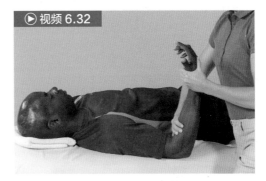

▶ 视频 6.32

图 6.47 前臂旋前肌的辅助拉伸法，仰卧位，起始姿势

2. 搭档面对拉伸者使用稳定的站立姿势，用右手支撑拉伸者的前臂，左手握住他的手和手腕（将拉伸者的手腕支撑在中立位，有助于防止对腕骨产生不适当的压力，图 6.47）。搭档的抓握应该从拉伸者手腕的近端延伸到远端，以最小化关节上的任何扭转应力。

3. 搭档指导拉伸者开始缓慢尝试旋转前臂（手掌向下转），等长收缩旋前肌 6 秒。

4. 等长收缩后，拉伸者放松并吸气。在这个过程中，保持前臂处于起始位置。

5. 呼气时拉伸者再次收缩旋后肌，加深对旋前肌的拉伸。搭档可以稍微帮助拉伸者进行前臂的旋后，加强拉伸程度。

6. 重复上述动作 2 ～ 3 次。

前臂旋前肌的自我拉伸法，坐位

1. 拉伸者以舒适的姿势坐下，上半身向前屈，将前臂放松地置于大腿上。左肘关节屈曲，前臂向左旋转，使手掌朝上。这个位置可有效地拉伸旋前肌。将右手置于左手下方，使右手的手指可以握住左手和手腕的拇指侧（图 6.48）。
2. 从起始位置开始，拉伸者缓慢尝试将前臂向右转回（旋前），等长收缩旋前肌 6 秒。收缩后，放松并吸气。
3. 呼气时，通过收缩旋后肌进一步向左旋转前臂，加强对旋前肌的拉伸。
4. 重复上述动作 2 ~ 3 次。

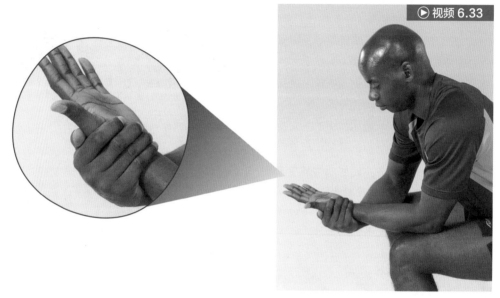

▶ 视频 6.33

图 6.48 前臂旋前肌的自我拉伸法，坐位

第 7 章

特定项目的拉伸教程

有确切的证据表明，运动前进行某些类型的拉伸可能会降低锻炼者的速度和爆发力。运动前的拉伸对锻炼者的耐力是否有影响尚无定论。目前，大多数健身专业人士建议，运动前拉伸仅限于动态拉伸，并且应将其作为全身热身流程的一部分。运动后拉伸对身体运动的后续表现没有不利的影响，并且有助于肌肉恢复到最佳长度和张力。

对肌肉进行热身后再拉伸的效果更佳。如果选择在运动前进行拉伸，我们建议在拉伸前先做 5 ~ 15 分钟的轻度热身活动。

锻炼者会有一个很自然的倾向，就是用比较多的时间来拉伸惯用侧的上下肢，这是因为大多数人会从容易拉伸的一侧开始，而不够重视肌肉比较紧张的另一侧。为了消除这种影响，应该先从不常用的、肌肉相对紧张的一侧开始拉伸。这有助于平衡全身的柔韧性。

常规拉伸练习是所有柔韧性课程中最重要的组成部分。

对每块肌肉进行 2 ~ 3 轮的拉伸，每块肌肉的拉伸时间总计为 30 ~ 45 秒。

每项运动对身体各部位的力量和柔韧性要求都不同。提高成绩和避免损伤的最佳途径是让身体各部位的力量和柔韧性得到加强并趋于平衡。下面讲述的常规练习涵盖了特定活动中所涉及的最主要肌群。从一定意义上来说，对肌群的拉伸是极具个性的，你可以根据自己的运动情况适量增减拉伸动作。

日常生活中的拉伸

教程：14 种双侧自我拉伸；完成时间：15~18 分钟

　　此分类下的拉伸是开始与结束每一天的好方法。在早上，这可以让你精力充沛并且使身体变柔软；而在晚上做时，这可以让你放松身体，消除一天的紧张。

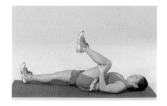

1 臀大肌的自我拉伸法，仰卧位

第 94 页

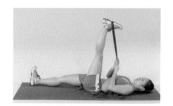

2 腘绳肌的自我拉伸法，仰卧位，使用弹力带

第 92 页

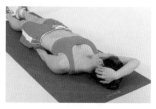

3 斜方肌上部的自我拉伸法，仰卧位

第 77 页

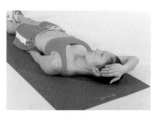

4 斜角肌的自我拉伸法，仰卧位

第 82 页

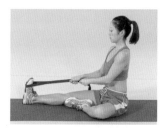

5 腓肠肌的自我拉伸法，坐位，使用弹力带

第 120 页

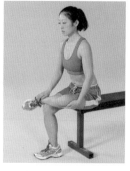

6 梨状肌的自我拉伸法，坐位

第 101 页

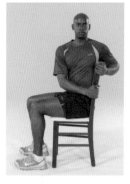

7 腹斜肌的自我拉伸法，坐位

第 63 页

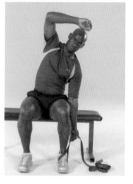

8 腰方肌的自我拉伸法，坐位侧屈

第 66 页

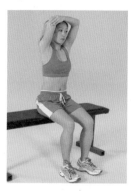

9 肱三头肌的自我拉伸法

第 158 页

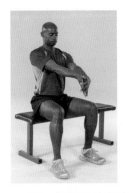

10 腕、指屈肌的自我拉伸法，坐位

第 161 页

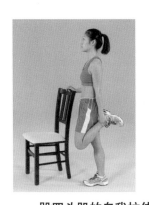

11 股四头肌的自我拉伸法，站立位

第 116 页

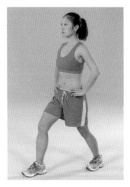

12 腰肌的自我拉伸法，站立位

第 97 页

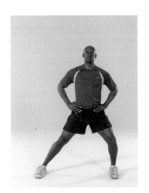

13 髋内收肌的自我拉伸法，站立位

第 112 页

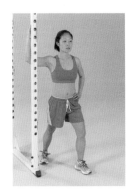

14 胸大肌的自我拉伸法，站立位

第 150 页

自行车运动的拉伸

教程：14 种双侧自我拉伸；完成时间：15~18 分钟

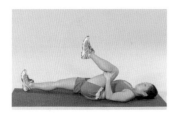

1 臀大肌的自我拉伸法，仰卧位

第 94 页

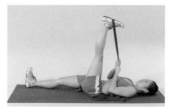

2 腘绳肌的自我拉伸法，仰卧位，使用弹力带

第 92 页

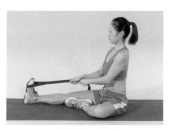

3 腓肠肌的自我拉伸法，坐位，使用弹力带

第 120 页

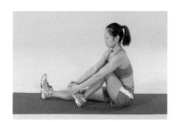

4 比目鱼肌的自我拉伸法，坐位

第 121 页

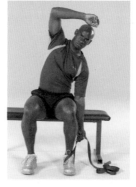

5 腰方肌的自我拉伸法，坐位侧屈

第 66 页

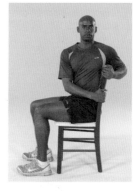

6 腹斜肌的自我拉伸法，坐位

第 63 页

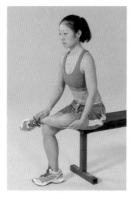

7 梨状肌的自我拉伸法，坐位

第 101 页

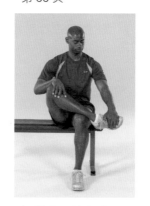

8 胫骨前肌的自我拉伸法，坐位

第 123 页

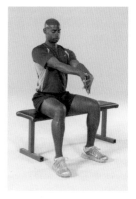

9 腕、指屈肌的自我拉伸法，坐位

第 161 页

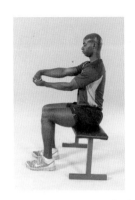

10 腕、指伸肌的自我拉伸法，坐位

第 162 页

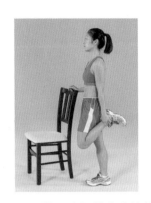

11 股四头肌的自我拉伸法，站立位

第 116 页

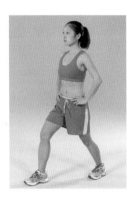

12 腰肌的自我拉伸法，站立位

第 97 页

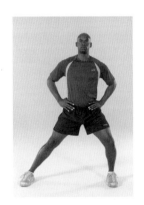

13 髋内收肌的自我拉伸法，站立位

第 112 页

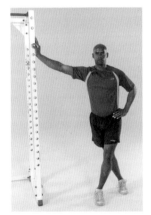

14 髋外展肌的自我拉伸法，站立位

第 108 页

高尔夫运动的拉伸

教程：15 种双侧自我拉伸；完成时间：16~20 分钟

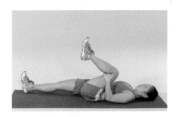

1 臀大肌的自我拉伸法，仰卧位

第 94 页

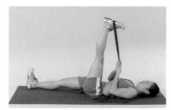

2 腘绳肌的自我拉伸法，仰卧位，使用弹力带

第 92 页

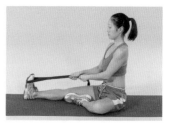

3 腓肠肌的自我拉伸法，坐位，使用弹力带

第 120 页

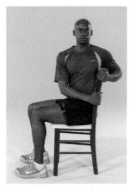

4 腹斜肌的自我拉伸法，坐位

第 63 页

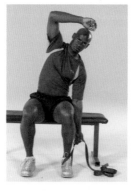

5 腰方肌的自我拉伸法，坐位侧屈

第 66 页

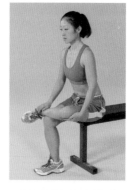

6 梨状肌的自我拉伸法，坐位

第 101 页

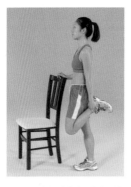

7 股四头肌的自我拉伸法，站立位

第 116 页

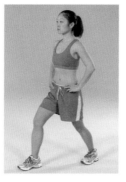

8 腰肌的自我拉伸法，站立位

第 97 页

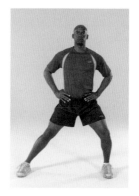

9 髋内收肌的自我拉伸法，站立位

第 112 页

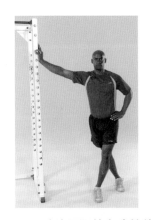

10 髋外展肌的自我拉伸法，站立位

第 108 页

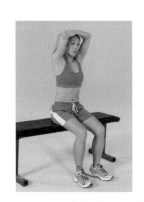

11 肱三头肌的自我拉伸法

第 158 页

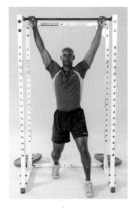

12 背阔肌的自我拉伸法，站立位，使用拉杆

第 152 页

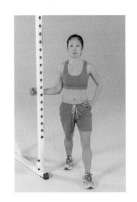

13 肩胛下肌的自我拉伸法，站立位

第 137 页

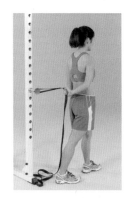

14 冈下肌和小圆肌的自我拉伸法，站立位

第 139 页

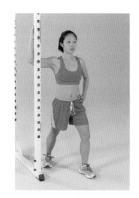

15 胸大肌的自我拉伸法，站立位

第 150 页

冰球运动的拉伸

教程：10 种双侧自我拉伸；完成时间：10~12 分钟

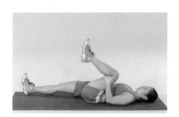

1 臀大肌的自我拉伸法，仰卧位

第 94 页

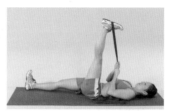

2 腘绳肌的自我拉伸法，仰卧位，使用弹力带

第 92 页

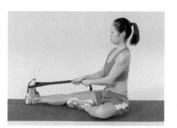

3 腓肠肌的自我拉伸法，坐位，使用弹力带

第 120 页

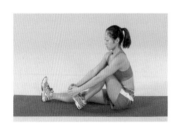

4 比目鱼肌的自我拉伸法，坐位

第 121 页

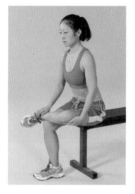

5 梨状肌的自我拉伸法，坐位

第 101 页

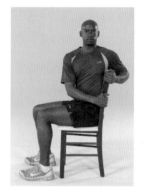

6 腹斜肌的自我拉伸法，坐位

第 63 页

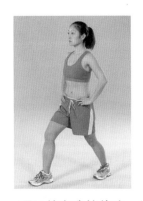

7 腰肌的自我拉伸法，站
立位
第 97 页

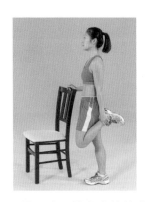

8 股四头肌的自我拉伸法，
站立位
第 116 页

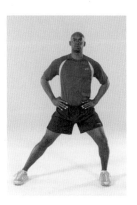

9 髋内收肌的自我拉伸法，
站立位
第 112 页

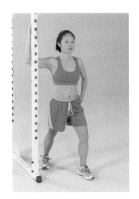

10 胸大肌的自我拉伸法，
站立位
第 150 页

跑步运动的拉伸

教程：11 种双侧自我拉伸；完成时间：10~12 分钟

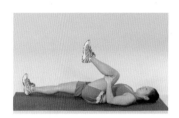

1 臀大肌的自我拉伸法，仰卧位

第 94 页

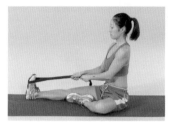

2 腓肠肌的自我拉伸法，坐位，使用弹力带

第 120 页

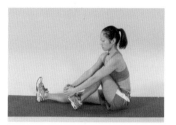

3 比目鱼肌的自我拉伸法，坐位

第 121 页

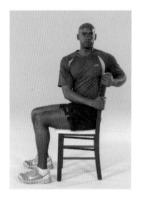

4 腹斜肌的自我拉伸法，坐位

第 63 页

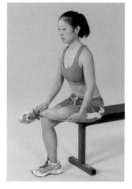

5 梨状肌的自我拉伸法，坐位

第 101 页

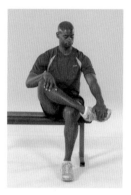

6 胫骨前肌的自我拉伸法，坐位

第 123 页

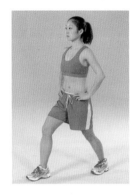

7 腰肌的自我拉伸法，站立位

第 97 页

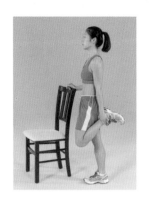

8 股四头肌的自我拉伸法，站立位

第 116 页

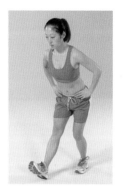

9 腘绳肌的自我拉伸法，站立位

第 93 页

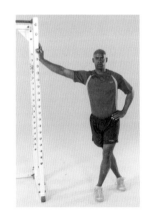

10 髋外展肌的自我拉伸法，站立位

第 108 页

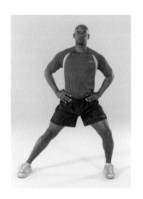

11 髋内收肌的自我拉伸法，站立位

第 112 页

游泳运动的拉伸

教程：16 种双侧自我拉伸；完成时间：16~20 分钟

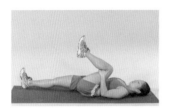

1 臀大肌的自我拉伸法，
仰卧位

第 94 页

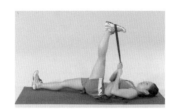

2 腘绳肌的自我拉伸法，
仰卧位，使用弹力带

第 92 页

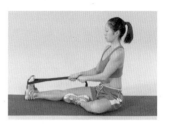

3 腓肠肌的自我拉伸法，
坐位，使用弹力带

第 120 页

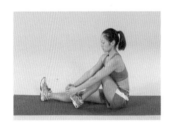

4 比目鱼肌的自我拉伸法，
坐位

第 121 页

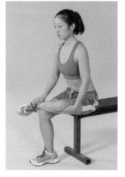

5 梨状肌的自我拉伸法，
坐位

第 101 页

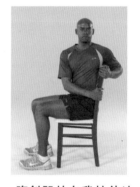

6 腹斜肌的自我拉伸法，
坐位

第 63 页

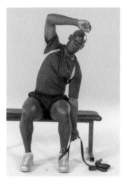

7 腰方肌的自我拉伸法，
坐位侧屈

第 66 页

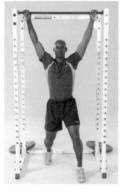

8 背阔肌的自我拉伸法，
站立位，使用拉杆

第 152 页

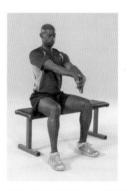

9 腕、指屈肌的自我拉伸
法，坐位

第 161 页

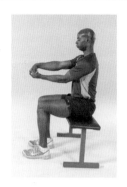

10 腕、指伸肌的自我拉伸法，坐位

第 162 页

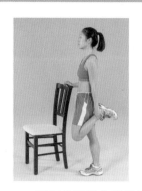

11 股四头肌的自我拉伸法，站立位

第 116 页

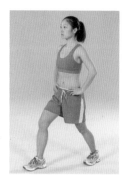

12 腰肌的自我拉伸法，站立位

第 97 页

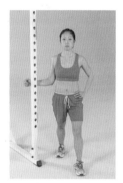

13 肩胛下肌的自我拉伸法，站立位

第 137 页

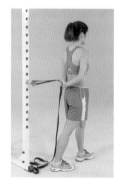

14 冈下肌和小圆肌的自我拉伸法，站立位

第 139 页

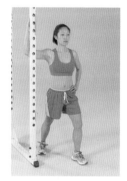

15 胸大肌的自我拉伸法，站立位

第 150 页

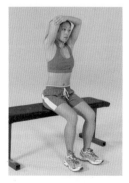

16 肱三头肌的自我拉伸法

第 158 页

投掷与持拍类运动的拉伸

教程：18 种双侧自我拉伸；完成时间：15~18 分钟

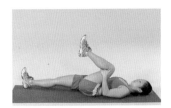

1 臀大肌的自我拉伸法，仰卧位

第 94 页

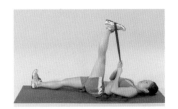

2 腘绳肌的自我拉伸法，仰卧位，使用弹力带

第 92 页

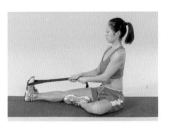

3 腓肠肌的自我拉伸法，坐位，使用弹力带

第 120 页

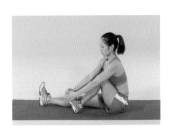

4 比目鱼肌的自我拉伸法，坐位

第 121 页

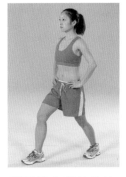

5 腰肌的自我拉伸法，站立位

第 97 页

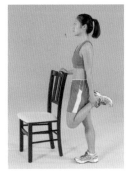

6 股四头肌的自我拉伸法，站立位

第 116 页

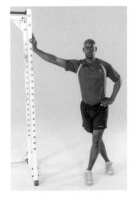

7 髋外展肌的自我拉伸法，站立位

第 108 页

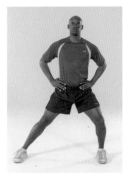

8 髋内收肌的自我拉伸法，站立位

第 112 页

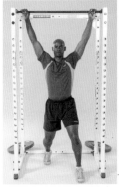

9 背阔肌的自我拉伸法，站立位，使用拉杆

第 152 页

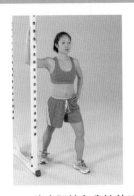

10 胸大肌的自我拉伸法，站立位

第 150 页

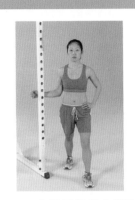

11 肩胛下肌的自我拉伸法，站立位

第 137 页

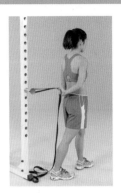

12 冈下肌和小圆肌的自我拉伸法，站立位

第 139 页

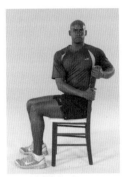

13 腹斜肌的自我拉伸法，坐位

第 63 页

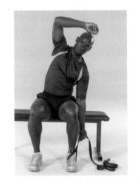

14 腰方肌的自我拉伸法，坐位侧屈

第 66 页

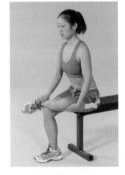

15 梨状肌的自我拉伸法，坐位

第 101 页

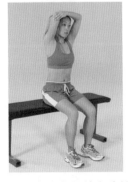

16 肱三头肌的自我拉伸法

第 158 页

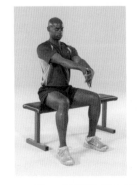

17 腕、指屈肌的自我拉伸法，坐位

第 161 页

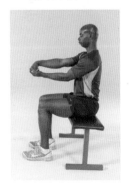

18 腕、指伸肌的自我拉伸法，坐位

第 162 页

中老年人的拉伸

教程：14 种双侧自我拉伸；完成时间：15~18 分钟

　　随着年龄的增加，我们的身体往往会失去柔韧性，这让我们愈加行动不便。从此开始恶性循环，可导致严重的活动范围受限、力量流失以及平衡能力下降。以下这些拉伸对于维持或恢复关节灵活性、肌肉力量和协调性有很大的益处，同时也有助于缓解疼痛。

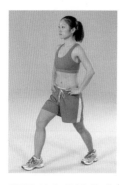

1 腰肌的自我拉伸法，站立位

第 97 页

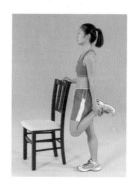

2 股四头肌的自我拉伸法，站立位

第 116 页

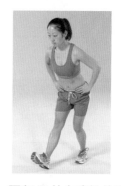

3 腘绳肌的自我拉伸法，站立位

第 93 页

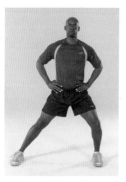

4 髋内收肌的自我拉伸法，站立位

第 112 页

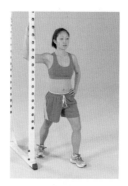

5 胸大肌的自我拉伸法，站立位

第 150 页

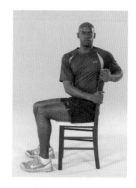

6 腹斜肌的自我拉伸法，坐位

第 63 页

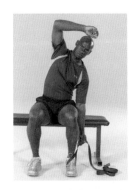

7 腰方肌的自我拉伸法，坐位侧屈

第 66 页

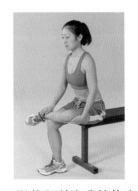

8 梨状肌的自我拉伸法，坐位

第 101 页

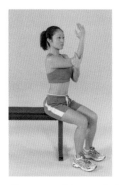

9 菱形肌和斜方肌中部的自我拉伸法，坐位

第 146 页

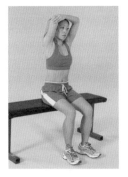

10 肱三头肌的自我拉伸法

第 158 页

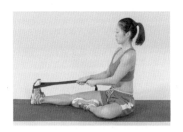

11 腓肠肌的自我拉伸法，坐位，使用弹力带

第 120 页

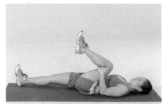

12 臀大肌的自我拉伸法，仰卧位

第 94 页

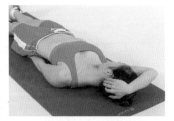

13 斜方肌上部的自我拉伸法，仰卧位

第 77 页

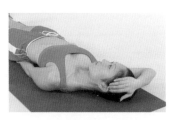

14 斜角肌的自我拉伸法，仰卧位

第 82 页

附录：解剖学术语

本附录对人体解剖学和运动学研究中使用的常见概念和术语进行简要概述，包括解剖位置、运动平面、关节运动的种类、相对解剖位置及与拉伸相关的关节类型等内容。

人体解剖学姿势

在人体解剖学中，对位置和运动的所有描述都基于身体处于解剖学姿势的假设。解剖学姿势为双足并拢，头部朝向正前方，双眼平视，两臂分置在两侧且外旋，手掌向前（见右图）。

运动平面

人体解剖学有三个主要的运动平面：矢状面、额状面和水平面（见右上图）。这些平面是人为假想出来的穿过身体的轴线，它们代表人体能够移动的方向。

• **矢状面：** 将身体分为左右两部分的纵切面。在矢状面上的运动是屈曲或伸展。

• **额状面：** 将身体分为前后两部分的纵切面。在额状面上的运动是内收或外展。

• **水平面：** 将身体分为上下两部分（即顶部和底部）的横切面。在水平面上的运动是内旋或外旋。

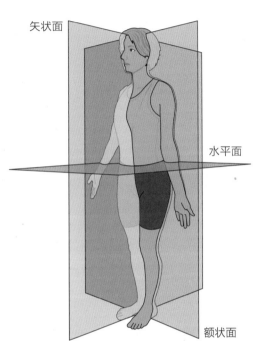

所有的运动都要在这三个平面中的一个（或多个）发生。三维运动是指在所有三个平面中发生的运动（包括大多数日常活动）。PNF 的螺旋－对角模型就是三维的。

动作的描述

人体运动的描述是以解剖学姿势为起点。任何关节运动都具有与之相反的对应运动，因此描述运动的术语通常是成对的。

内收和外展

　　内收和外展是指相对于身体中线的位置变化。内收意味着将肢体向中线移动，比如将双腿并到一起，以保持立正姿势。外展则是与之相反的运动，比如将腿向两侧迈开，呈宽距站立。内收和外展运动发生在额状面。

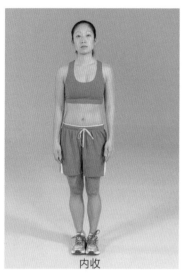

内收

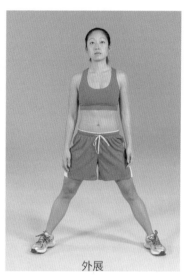

外展

背屈和跖屈

　　背屈和跖屈是指足部和踝关节相对于腿部的运动。在背屈中，足趾更靠近胫骨的前部，好像你正将足部抬离开汽车的油门。跖屈则使足趾远离胫骨，好像在踩汽车的油门。

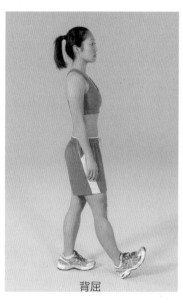

背屈

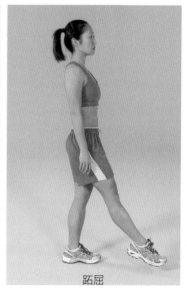

跖屈

上提和下降

　　这种运动组合最常见于肩胛骨。上提是肩胛骨（肩）向上的运动，而下降是肩胛骨向下的运动。

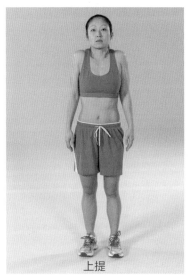
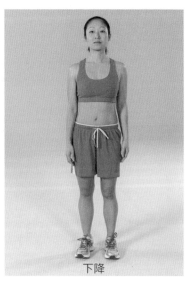

上提　　　　　　　　　　　　　　　　下降

屈曲和伸展

　　屈曲和伸展描述了关节的相对角度的变化。屈曲通常涉及减小关节角度，如弯曲肘部；而伸展则相反，如伸直肘部。屈曲和伸展运动发生在矢状面。

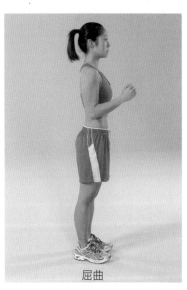
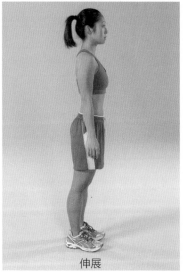

屈曲　　　　　　　　　　　　　　　　伸展

内翻和外翻

内翻使足底朝向中线，小趾侧接近地面。与之相反，外翻则使足底远离中线。

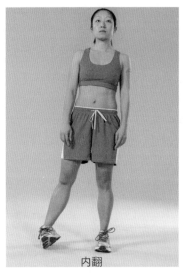
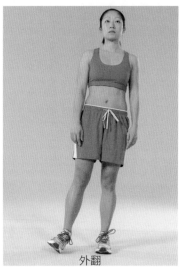

内翻 外翻

外旋和内旋

外旋和内旋发生在四肢，主要是在髋部和肩部。外旋是远离中线的旋转运动。处于解剖学姿势时，手臂是外旋（手掌面向前方的旋转）的。相反，内旋是朝向中线的旋转运动。手臂旋转时，使手掌面向后方，则是在内旋。外旋和内旋是发生在水平面上的运动。

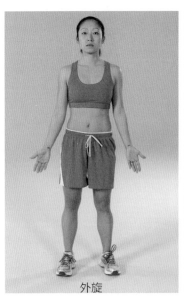
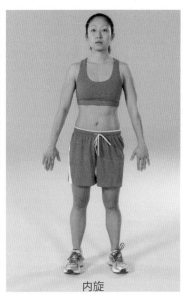

外旋 内旋

旋前和旋后

旋前和旋后是指前臂的旋转（与肱骨的旋转无关）。肘部弯曲时，旋前使手掌向下旋转，相反，旋后则使手掌向上旋转。

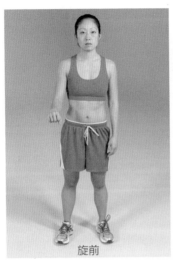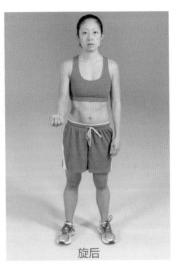

旋前　　　　　　　　　　　　　旋后

旋前和旋后也可描述足踝运动。虽然经常与内翻和外翻互换使用，但旋前和旋后更复杂。旋前是足踝的外翻、背屈和外展的组合，而旋后则组合了足踝的内翻、跖屈和内收。

前伸和后缩

前伸和后缩通常用来描述肩胛骨的运动。前伸可以被认为是肩胛骨远离脊柱的运动，或者手臂向前方伸出的运动。相反，移动肩胛骨靠近脊柱时，如处于立正姿势时，则是后缩运动。

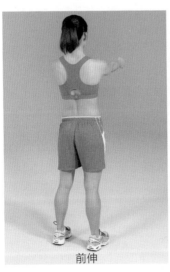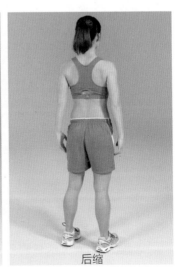

前伸　　　　　　　　　　　　　后缩

相对位置的描述

在描述两个解剖结构之间的相对位置关系时，标准参考点是解剖学姿势。此图对解剖进行了说明，以下内容提供了更多详情。

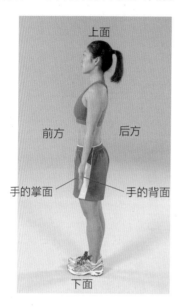

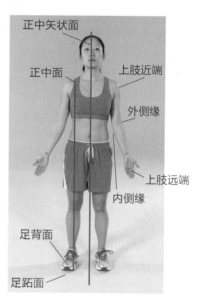

的远端）

前方和后方

• 前方：在前面（例如，腹部肌肉在脊柱前面）

• 后方：在后面（例如，脊柱在腹部肌肉后面）

外侧和内侧

• 外侧：远离身体的中线（例如，髂胫束在大腿的外侧面上）

• 内侧：朝向身体中线（例如，腹股沟肌肉位于大腿内侧）

近端和远端

• 近端：靠近参考点或身体中心（例如，股二头肌的近端附着于坐骨结节；股骨在腓骨的近端）

• 远端：远离参考点或身体中心（例如，股二头肌的远端附着在腓骨上；腓骨在股骨

上面和下面

• 上面：上方，在高处（例如，眼睛在嘴巴的上面）

• 下面：下方，在低处（例如，嘴巴在眼睛的下面）

同侧和对侧

• 同侧：在同一侧（例如，右臂与右腿处于同侧）

• 对侧：在相对侧（例如，左臂与右腿处于对侧）

浅层的和深层的

• 浅层的：接近表面，或相对于其他东西（例如，皮肤在臀大肌的浅层）

• 深层的：不靠近表面，或者相对于其他东西（例如，梨状肌在臀大肌的深层）

与拉伸有关的关节类型

任何两个骨头之间都有一个关节。关节主要分为以下三类。

· **纤维（固定）关节**。纤维关节将骨骼彼此连接，只允许轻微的活动或不能活动。将颅骨骨头连在一起的骨缝是纤维关节的典型实例。

· **软骨关节**。软骨关节用软骨将骨彼此连接，允许的活动非常有限。例如肋骨通过软骨关节连接到脊柱的椎骨上。

· **滑膜关节**。滑膜关节是身体中最常见的关节，主要作用就是运动。骨的关节表面被包裹在关节囊中，关节囊中充满了作为润滑剂的滑液。

滑膜关节有7种类型，其中3种与拉伸运动密切相关，如下图所示。

· **球窝关节**。球窝关节是活动性最好的关节，几乎允许任何方向的运动。肩关节和髋关节都是球窝关节。

· **滑车关节**。滑车关节仅允许在一个方向上运动。膝关节和肘关节都是滑车关节。

· **车轴关节**。车轴关节绕一个轴旋转，即一块骨头绕另一块骨头旋转。例如桡骨和尺骨可以在前臂（旋前和旋后）中围绕彼此旋转。

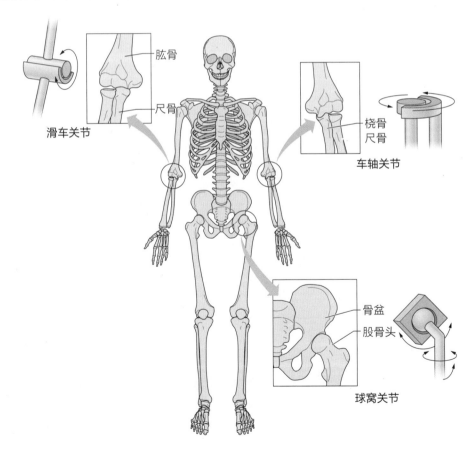

肱骨

尺骨

滑车关节

桡骨
尺骨

车轴关节

骨盆

股骨头

球窝关节

参考文献

Adler, S., Beckers, D., and Buck, M. 1993. *PNF in practice: An illustrated guide.* Berlin: Springer-Verlag.

Alter, M. 2004. *Science of flexibility.* 3rd ed. Champaign, IL: Human Kinetics.

Anderson, B. 2000. *Stretching: 20th anniversary.* Bolinas, CA: Shelter.

Andrews, J.R., Harrelson, G.L., and Wilk, K.E. 2004. *Physical rehabilitation of the injured athlete.* 3rd ed. Philadelphia: Saunders.

Baechle, T.R., and Earle, R.W. 2008. *Essentials of strength training and conditioning.* 3rd ed. Champaign, IL: Human Kinetics.

Beaulieu, J.E. 1981. Developing a stretching program. *Phys Sports Med* 9 (11): 59-69.

Behm, D.G., and Chaouachi, A. 2011. A review of the acute effects of static and dynamic stretching on performance. *Eur J Appl Physiol* 111 (11): 2633-51.

Bishop, D. 2003a. Warm up I: Potential mechanisms and the effects of passive warm up on exercise performance. *Sports Med* 33 (6): 439-54.

Bishop, D. 2003b. Warm up II: Performance changes following active warm up and how to structure the warm up. *Sports Med* 33 (7): 483-98.

Chaitow, L. 2006. *Muscle energy techniques.* 3rd ed. New York: Churchill Livingstone.

Chalmers, G. 2002. Do Golgi tendon organs really inhibit muscle activity at high force levels to save muscles from injury, and adapt with strength training? *Sports Biomech* 1:239-49.

Chalmers, G. 2004. Re-examination of the possible role of Golgi tendon organ and muscle spindle reflexes in proprioceptive neuromuscular facilitation muscle stretching. *Sports Biomech* 3 (1): 159-83.

Cornelius, W.L., and Craft-Hamm, K. 1988. Proprioceptive neuromuscular facilitation flexibility techniques: Acute effects on arterial blood pressure. *Phys Sports Med* 16 (4): 152-61.

Fairclough, J., Hayashi, K., Toumi, H., Lyons, K., Bydder, G., Phillips, N., Best, T., and Benjamin, M. 2007. Is iliotibial band syndrome really a friction syndrome? *J Sci Med Sport* 10:74-76.2006.05.017.

Gallo, J. 2012. Private communication.

Grant, K.E. 1997. Tender loving care for dancer's legs. *TACtalk* 22 (1): 1-5.

Holt, L.E. 1976. *Scientific stretching for sport (3-S).* Halifax, NS: Sport Research.

Hultborn, H. 2001. State-dependent modulation of sensory feedback. *J Physiol* 533 (pt. 1): 5-13.

Janda, V. 1983. *Muscle function testing.* London: Butterworths.

Kisner, C., and Colby, L.A. 2002. *Therapeutic exercise: Foundations and techniques.* 5th ed. Philadelphia: Davis.

Langevin, H., and Huijing, P. 2009. Communicating about fascia: History, pitfalls, and recommendations. Int *J Ther Massage Bodywork: Res Ed Practice* 2 (4): 3-8.

Lewit, K. 1999. *Manipulative therapy in rehabilitation of the motor system.* 3rd ed. London: Butterworths.

Liebenson, C. 2006. *Rehabilitation of the spine: A practitioner's manual.* 2nd ed. Baltimore: Williams and Wilkins.

Mattes, A. 2000. *Active isolated stretching: The Mattes method.* Sarasota, FL: Author.

Moore, M.A., and Hutton, R.S. 1980. Electromyographic investigation of muscle stretching techniques. *Med Sci Sports Ex* 12:322-29.

Murphy, D.R. 1994. Dynamic range of motion training: An alternative to static stretching. *Chiropractic Sports Med* 8:59-66.

Myers, T. 1998. Poise: Psoas–piriformis balance. *MASSAGE Magazine* 72 (March/April): 72-83.

Myers, T. 2008. *Anatomy trains*. 2nd ed. London: Churchill Livingstone.

Myers, T. 2011. Dynamic ligaments. *MASSAGE Magazine* 190 (March): 58-63.

Sheard, P.W., and Paine, T.J. 2010. Optimal contraction intensity during proprioceptive neuromuscular facilitation for maximal increase of range of motion. *J Strength Cond Res* 24 (2): 416-21.

Sherrington, C. 1947. *The integrative action of the nervous system*. 2nd ed. New Haven: Yale University Press.

Simic, L., Sarabon, N., and Markovic, G. 2013. Does pre-exercise static stretching inhibit maximal muscular performance? A meta-analytical review. *Scand J Med Sci Sports* 23 (2): 131-48.

Surburg, P.R. 1981. Neuromuscular facilitation techniques in sports medicine. *Phys Sports Med* 9 (9): 115-27.

Van der Wal, J. 2009. The architecture of the connective tissue in the musculoskeletal system: An often overlooked functional parameter as to proprioception in the locomotor apparatus. *Int J Ther Massage Bodywork: Res Ed Practice* 2 (4): 9-23.

Voss, D., Ionta, M., and Myers, B. 1985. *Proprioceptive neuromuscular facilitation*. 3rd ed. Philadelphia: Harper & Row.

Weppler, C.H., and Magnusson, S.P. 2010. Increasing muscle extensibility: A matter of increasing length or modifying sensation? *Phys Ther* 90 (3): 438-49.

Zehr, E.P. 2006. Training-induced adaptive plasticity in human somatosensory reflex pathways. *J Appl Physiol* 101:1783-94.

关于作者

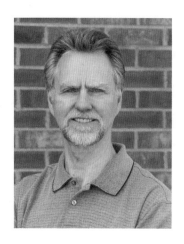

罗伯特·E. 麦卡蒂（Robert E. McAtee），BA，LMT，CSCS，C-PT，1981 年成为一名运动按摩治疗师，专门从事运动和矫形按摩治疗工作。自 1988 年以来，他一直在科罗拉多州的斯普林斯积极从事国际运动按摩工作。

麦卡蒂自 1986 年以来一直使用易化拉伸技术为运动员或其他客户服务。他在全美乃至国际级的体育运动研讨会上为按摩治疗师、运动防护师、私人教练、脊柱科医生、参加奥运会的运动员和教练及业余运动员教授和培训易化拉伸技术。

麦卡蒂曾在洛杉矶和圣迭戈的心理结构平衡研究所（IPSB）（1981 年至 1982 年）和加利福尼亚州科斯塔梅萨的运动按摩训练研究所（SMTI）接受按摩培训。他拥有加利福尼亚州立大学心理学学士学位（1974 年获得该学位），是认证人体按摩治疗师（1992 年获得认证），并且是认证体能训练专家（1998 年获得认证）及认证私人教练。麦卡蒂自 1988 年以来一直是美国按摩治疗协会的成员。

麦卡蒂是许多国际会议上的主讲人和特邀演讲者，并定期升级关于易化拉伸术、按摩和软组织损伤护理的工作坊。

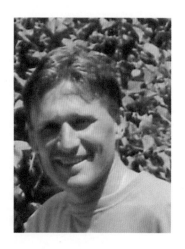

杰夫·查兰（Jeff Charland），PT，ATC，CSCS，GDMT，1983 年毕业于威斯康星大学麦迪逊物理治疗专业，在大学时代曾作为大学生摔跤选手荣获奖学金。从 1987 年开始，查兰讲授运动医学、康复医学、神经组织疾病的评估和治疗方面的课程。他是一名团队教练，曾执教美国柔道国家队奥运代表队及美国摔跤国家队、奥运代表队。

查兰在世界著名的物理治疗师鲍勃·埃尔维（Bob Elvey）的指导下完成了位于澳大利亚珀斯的科廷大学的推拿治疗的研究生课程。他是美国国家运动防护师协会（NATA）认证的运动防护师和美国国家体能协会（NSCA）认证的体能训练专家（CSCS）。1997 年，查兰获得了肌肉主动释放技术的认证，并在科罗拉多州的斯普林斯担任运动物理治疗所的主任。遗憾的是，查兰于 2004 年 12 月逝世。然而，他对先前版本内容的贡献是不可磨灭的，必将被人们铭记和颂扬。

关于译者

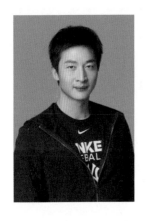

王雄，清华大学运动人体科学硕士，体育教育训练学博士，副研究员；国家体育总局训练局体能训练中心创建人、负责人；国家体育总局备战 2012 伦敦奥运会身体功能训练团队召集人，备战 2016 里约奥运会身体功能训练团队体能训练组组长；为游泳、排球、乒乓、羽毛球、体操、跳水、举重和帆板等十余支国家队提供过体能测评和训练指导服务；中国体育科学学会体能训练分会常委，北京体育科学学会体能训练分会副主任委员，北京体能协会常务理事；清华长三角研究院特聘研究员，国家体育总局教练员学院特聘专家；《身体功能训练动作手册》主编；译有《精准拉伸：疼痛消除和损伤预防的针对性练习》《拉伸致胜：基于柔韧性评估和运动表现提升的筋膜拉伸系统》《离心训练精要》《功能性训练：提升运动表现的动作练习和方案设计》《体育运动中的功能性训练（第 2 版）》《青少年力量训练：针对身体素质、健身和运动专项的动作练习和方案设计》《儿童身体素质提升指导与实践（第 2 版）》《自由风格训练：4 个基本动作优化运动和生活表现》《NASM-CES 美国国家运动医学学会纠正性训练指南（修订版）》《美国国家体能协会力量训练指南（第 2 版）》等，在《体育科学》、*Journal of Sports Sciences* 等中外期刊发表文章十余篇；研究方向包括身体训练（专业体能和大众健身）、健康促进工程、青少年体育等。

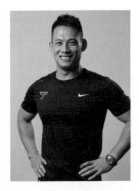

杨斌，卡玛效能运动科技创始人；卡玛效能"有氧训练专家"认证标准制定者，卡玛效能精准系列认证课程 ["精准评估（Precision Assessment®）""精准训练（Precision Training®）""精准减脂（Precision Weight Loss®）""精准力量（Precision Strength®）""精准伸展（Precision Stretching®）""精准营养（Precision Nutrition®）""精准康复（Precision Rehabilitation®）"] 创始人；精准减脂管理软件创始人；曾任美国运动医学会（ACSM）、美国国家体能协会（NSCA）及国际运动科学协会（ISSA）中国区讲师；国家体育总局行业职业技能鉴定专家委员会专家，中央电视台体育频道特邀运动健康专家，北京特警总队体能顾问，贵阳市公安局警训部体能顾问；2003 年全国健美锦标赛青年 75 公斤级冠军；著有《家庭健身训练图解》，译有《精准拉伸：疼痛消除和损伤预防的针对性练习》《整体拉伸：3 步提升全身柔韧性、灵活性和力量（全彩图解第 2 版）》《高强度训练的艺术》《热身运动：优化运动表现与延长运动生涯的热身训练系统》《泡沫轴完全使用指南：提升表现与预防损伤的针对性练习》《拉伸致胜：基于柔韧性评估和运动表现提升的筋膜拉伸系统》《周期力量训练（第 3 版）》等。